Beutel/Leuffert/Walther

Kommunale Versorgungsstrukturanalyse und -planung

Ein praxisorientierter Handlungsleitfaden

Kommunale Versorgungsstrukturanalyse und -planung

Ein praxisorientierter Handlungsleitfaden

von

Corinna Beutel
Cathrin Leuffert
Dr. Philipp Walther

medhochzwei

Bibliografische Informationen der Deutschen Nationalbibliothek

Die Deutsche Nationalbibliothek verzeichnet diese Publikation in der Deutschen Nationalbibliografie; detaillierte bibliografische Daten sind im Internet über http://dnb.d-nb.de abrufbar.

Bei der Herstellung des Werkes haben wir uns zukunftsbewusst für umweltverträgliche und wiederverwertbare Materialien entschieden.
Der Inhalt ist auf elementar chlorfreiem Papier gedruckt.

ISBN 978-3-98800-163-4
ISBN eBook 978-3-98800-164-1

Alte Eppelheimer Str. 42/1
69115 Heidelberg
E-Mail: info@medhochzwei-verlag.de
Web: www.medhochzwei-verlag.de

Informationen zur Produktsicherheit finden Sie unter
www.medhochzwei-verlag.de/Produktsicherheit

Satz: Reemers Publishing Services GmbH, Krefeld
Druck: ADverts printing house, Riga
Umschlaggestaltung: kreativmedia KONZEPTION & DESIGN, Hückelhoven
Titelbild: #1932229892, Photoroyalty/Shutterstock.com

A001

Vorwort

Die Kommunen vor allem in ländlichen Regionen treffen die Veränderungen in der Gesundheitsversorgung besonders. Die Zentralisierung der stationären Versorgung, der demografische Wandel in der Fläche und die Fachkräftesituation machen ein Umdenken in der Gesundheitsversorgung dringend notwendig. Die derzeitigen zentral geplanten, analogen und primär auf Krankheitsversorgung ausgerichteten Versorgungsstrukturen können diesen Anforderungen nicht gerecht werden. Es muss regional geplant und gesteuert, in vielen Teilen hybride Ansätze gedacht sowie auf eine Gesundheitsversorgung ausgerichtete Struktur geschaffen werden. Gefordert als Gestalter in der Gesundheitsversorgung sind immer stärker die Kommunen, für die sich hiermit ein neues Feld der Daseinsvorsorge eröffnet.

Damit Kommunen die Leistungsfähigkeit der Gesundheitsversorgung in ihrer Gemeinde einschätzen und stärken können, ist eine Analyse und Planung der Versorgungsstrukturen erforderlich. Diese macht Versorgungslücken sichtbar, identifiziert Handlungsbedarfe und leitet daraus Maßnahmen zur Verbesserung ab. Ziel war es daher, ein datenbasiertes Vorgehensmodell zu entwickeln, mit dem die aktuellen und zukünftigen kommunalen Strukturen der Gesundheitsversorgung analysiert und geplant werden können. Dabei werden präventive und gesundheitsförderliche Aspekte ebenso betrachtet wie die Therapie im Krankheitsfall und die Nachsorge. Dieses Konzept soll Kommunen ein wissenschaftlich entwickeltes, aktuelles und praktikables Instrument an die Hand geben, das sich auch auf andere Regionen übertragen lässt.

Um das Ziel zu erreichen, wurde mit Unterstützung des Vereins „Gesundes Ostfriesland e. V." in der Gemeinde Krummhörn eine Versorgungstrukturanalyse und -planung durchgeführt. Zu Beginn entstand ein mehrdimensionales, ganzheitliches Modell der Gesundheitsversorgung, das sich am Quintuple-Aim-Ansatz für eine bedarfsorientierte Versorgung orientiert. Im Rahmen eines quantitativen Forschungsansatzes wurden für vier Dimensionen Kennzahlen erhoben und prognostiziert. Daraus ließen sich zentrale Handlungsfelder ableiten. Im Abgleich mit einem entwickelten Portfolio an Lösungsansätzen konnten konkrete Maßnahmen sowie ein Zielbild für die Gesundheitsversorgung im Jahr 2035 in der Gemeinde Krummhörn definiert werden. Der daraus entstandene Leitfaden zur Steuerung kommunaler Gesundheitsversorgung dient als Managementkonzept und stärkt die Rolle der Kommunen als aktive Gestalter der Gesundheitsversorgung vor Ort – insbesondere in den Bereichen Transparenz, Vertrauensbildung und Daseinsfürsorge.

Auf Basis der Erfahrungen, die bei der Entwicklung des Konzeptes gemacht wurden, konnten zentrale Erkenntnisse zum Vorgehen bei der Analyse und Planung kommunaler Gesundheitsversorgung sowie zur Übertragbarkeit auf andere Kommunen gewonnen werden.

Das Praxishandbuch gliedert sich im Wesentlichen in drei Themenbereiche. Nach den Grundlagen kommunaler Versorgungsstrukturen wird ein Modell und Vorgehen zu einer kommunalen Versorgungsstrukturanalyse entwickelt. Neben einem Modellprojekt zur sektorenübergreifenden Versorgung in Baden-Württemberg wird das Vorgehen anhand eines Praxisbeispiels in Ostfriesland dargestellt. Welche Möglichkeiten aktuell für den Aufbau nachhaltiger Versorgungsstrukturen existieren, wird über einen „Instrumentenkoffer" zur Gesundheitsversorgung exemplarisch dargestellt. Nach konkreten Ableitungen für die Beispielregion in Ostfriesland werden Hilfestellungen zur konkreten Umsetzung diskutiert.

Wir hoffen, dass wir Ihnen mit dem entstandenen Buch eine spannende und praxisorientierte Lektüre zur schrittweisen Analyse und Planung von Gesundheitsregionen an die Hand geben und es so zum Impulsgeber für neue Aktivitäten und Projekte vor Ort wird.

In diesem Sinne: Holl Di munter!

Hannover/Emden, Mai 2025

Corinna Beutel, Cathrin Leuffert, Philipp Walther

Inhaltsverzeichnis

1 Einleitung

1.1 Hintergründe und Motivation

Die Sicherstellung der Gesundheitsversorgung in Deutschland ist schon heute aufgrund des demografischen Wandels, systemischer Ineffizienzen, Personalmangels sowie einer unzureichenden Digitalisierung herausfordernd (Kloepfer et al., 2022). Die interdisziplinäre Zusammenarbeit von medizinischen und nicht-medizinischen Berufsgruppen ist bisher in Deutschland noch eher gering ausgeprägt. Die klassische, historisch gewachsene Struktur einer arztzentrierten Versorgung mit hierarchisch untergeordneten weiteren Gesundheitsberufen ist weiterhin stark verbreitet. Fehlende Digitalisierung behindert zudem eine sinnvolle Zusammenarbeit zwischen den Berufsgruppen und führt zu Mehrarbeit und Doppelstrukturen, die angesichts des Fachkräftemangels nicht ausreichend besetzt werden können. Hier existieren große ungenutzte Potenziale, sowohl im Bereich der interprofessionellen Zusammenarbeit innerhalb einzelner Settings als auch interorganisational, die zu einer Verbesserung der Versorgungsqualität führen und gleichzeitig die Zufriedenheit und Sicherheit der Patienten steigern können.

Im Bereich der Fachkräfte findet derzeit ebenfalls eine größere Transformation statt, die insbesondere das Feld der Pflegefachkräfte betrifft. Während in vielen Berufsfeldern eher ein Bestreben in Richtung Spezialisierung stattfindet, ging die Pflege mit dem Gesetz zur Reform der Pflegeberufe von 2020 einen entgegengesetzten Weg. Ziel ist es, die Ausbildung zur Pflegefachkraft zu modernisieren, attraktiver zu gestalten und den Berufsbereich der Pflege insgesamt aufzuwerten. Anstelle der unterschiedlichen Ausbildungen zur Pflegefachperson, Kindergesundheitspfleger oder Altenpfleger wird über zwei Jahre eine generalistische Pflegeausbildung durchgeführt, nach der die Auszubildenden im dritten Jahr den Schwerpunkt Pflegefachmann, Kinderkrankenpflege oder Altenpflege wählen. Hierdurch sind Wechsel in andere Berufszweige zwar einfacher möglich, jedoch wird von Kritikern angemerkt, dass der Bereich der Krankenpflege eigentlich weiterer Spezialisierung und keiner Generalisierung bedarf. Verglichen mit anderen Ländern werden die Kompetenzen der Pflege sowohl von anderen Berufsgruppen als auch von der Bevölkerung immer noch eher im Bereich der Körperpflege und als ausführende Hand der Ärzte gesehen. International agieren Pflegefachpersonen mit einem hohen Grad an Unabhängigkeit und übernehmen beispielsweise als „Nurse Practitioner“ einen Teil der allgemeinärztlichen Versorgung. Die Berufsbilder und Konzepte sind vielseitig und können flexibel in bestehende Strukturen eingebaut werden. Jedoch ist auch hier die Finanzierung bisher projektbasiert und abhängig von Fördergeldern, da die bisherigen Modelle diese Rollen nicht vorsehen und die Leistungen nicht von Krankenkassen oder anderweitig entsprechend erstattet werden. Neue Berufe in der Pflege könnten sich etablieren, wie die Community Health Nurse – als moderne Version der eher altmodischen „Gemeindeschwester“ und erste Ansprechpartnerin für gesundheitliche Bedarfe in Dörfern oder Quartieren – oder der Physician Assistant, der als Assistent in Praxis oder Krankenhaus nichtärztliche Tätigkeiten und eigenständiges Fallmanagement übernimmt.

Zudem kann durch die Verhinderung von Doppelstrukturen und die Vermeidung von Mehrarbeit potenziell eine höhere Effizienz sowie eine größere Zufriedenheit des Personals erreicht werden (Haering et al., 2019). In Deutschland haben zudem bestimmte soziale Gruppen einen schlechteren Zugang zu Versorgungsangeboten. Entscheidend sind dabei Geschlecht, Sprache und sozioökonomische Faktoren. Eine mangelnde Digitalisierung erschwert darüber hinaus die Teilhabe am technologischen Fortschritt (Kloepfer et al., 2022). Um Chancengleichheit und den Zugang zur Gesundheitsversorgung unabhängig vom Wohnort sicherzustellen, sollten bei der Planung der Versorgungsstrukturen kommunale Voraussetzungen und Besonderheiten berücksichtigt werden. Neben der Inanspruchnahme und dem Angebot an Versorgungsstrukturen sind auch die regionalen Gegebenheiten zu beachten.

Um bestehenden oder drohenden Versorgungsdefiziten entgegenzuwirken, finden in den Regionen unterschiedliche Aktivitäten statt, insbesondere zur Stärkung der wohnortnahen Versorgung durch den Einsatz nichtärztlicher Gesundheitsberufe, die Bildung von Gesundheitszentren sowie den Einsatz von Telemedizin (Lübking, 2020). Auch der Landkreis (LK) Aurich und die kreisfreie Stadt Emden in der Region Ostfriesland sind geprägt von sich zunehmend verschärfenden Herausforderungen bei der Sicherstellung der wohnortnahen Versorgung. Die Gemeinde Krummhörn im LK Aurich gehört zur Weser-Ems-Region. Diese ist gekennzeichnet durch eine überdurchschnittlich ländliche Struktur und eine schrumpfende erwerbsfähige Bevölkerung. Insgesamt droht eine Überalterung der Bevölkerung. Gleichzeitig besteht Veränderungsbedarf aufgrund von Digitalisierung und Fachkräftemangel. Eine schnell alternde Bevölkerung sowie der Wegzug junger Fachkräfte stellen ländliche Gegenden wie Ostfriesland bereits heute vor erhebliche Versorgungsprobleme. Schließungen von Arztpraxen aufgrund fehlender Nachfolger oder Personalengpässen in der ambulanten und stationären Pflege sind bereits an der Tagesordnung. Punktuell wird durch Einzelinitiativen von Kommunen oder Berufsgruppen versucht, Fachkräfte zu werben, die bisher jedoch keinen durchschlagenden Erfolg hatten. Zudem erschwert die aktuelle Struktur der Region häufig einen Zuzug. Fehlende Berufsperspektiven für Partner sind für hochqualifizierte Fachkräfte oft ein ausschlaggebendes Negativmerkmal, ebenso wie mangelnde Möglichkeiten zur Kinderbetreuung für Familien, in denen beide Elternteile berufstätig sind.

Um die Daseinsvorsorge auch unter diesen Herausforderungen perspektivisch zu sichern, hat die Region einen Masterplan mit Zielstellungen zu Gesundheit und Pflege, Mobilität, Wohnen, Leben und Zusammenleben aufgestellt. Dieser verfolgt im Themenbereich Gesundheit und Pflege das Ziel: „Gesundheit und Pflege sichern“ (Arbeitsgemeinschaft der Landkreise und kreisfreien Städte in Weser-

Ems, 2018). Diese Zielstellung bildet den leitenden Ausgangspunkt für den Verein „Gesundes Ostfriesland e. V.“.

1.2 Zielstellung

In Deutschland gibt es einige Initiativen mit Konzepten zur Verbesserung der regionalen Gesundheitsversorgung, und auch Pilotprojekte sind geplant oder bereits umgesetzt. Allerdings ist die Untersuchung dieser Konzepte noch ein junges Forschungsfeld. Es fehlt an einer Übersicht über die erprobten Lösungsansätze und Managementinstrumente zur Planung und Steuerung einer regionalen Gesundheitsversorgung. Die Steuerung der Gesundheitsversorgung liegt häufig in den Händen von Ärztenetzwerken, eigens gegründeten Gesellschaften oder sonstigen Gesundheitsakteuren. Vor allem die Rolle der Kommunen im Gesundheitsmanagement ist bislang noch nicht gut erforscht (George & Bonow, 2007; Niedersächsisches Ministerium für Bundes- und Europaangelegenheiten und Regionale Entwicklung (MB), 2021; Nolting, Ochmann & Zich, 2021).

Um diese Lücke zu schließen, war das Ziel die Entwicklung eines Vorgehensmodells zur bedarfsorientierten Analyse und Planung der aktuellen sowie zukünftigen kommunalen Strukturen zur Gesundheitsversorgung für die Gemeinde Krummhörn. Dieses aktuelle und praktikable Modell sollte im wissenschaftlichen Kontext gemeinsam mit Akteuren der Region entwickelt werden. Die anhand dieser Region entstandenen Ergebnisse sollten bei erfolgreicher Prüfung auf andere Regionen übertragbar sein. Deshalb sollte zunächst die Situation der Gemeinde Krummhörn im LK Aurich analysiert und an diesem Beispiel ein Konzept zur kommunalen Gesundheitsversorgung erarbeitet werden. Dabei sollten präventive und gesundheitsförderliche Aspekte ebenso berücksichtigt werden wie die Therapie und Nachsorge im Krankheitsfall. So sollten einerseits konkrete Gestaltungsmöglichkeiten der Gesundheitsversorgung auf Grundlage der Bedarfsanalyse der Beispielregion aufgezeigt und andererseits wertvolle Erkenntnisse zur Übertragbarkeit des erarbeiteten Vorgehensmodells auf andere Regionen gewonnen werden. Vor diesem Hintergrund wurden folgende Fragestellungen formuliert:

1. Welche aktuellen und zukünftigen Handlungsbedarfe und Handlungsoptionen bestehen zur Sicherung der Gesundheitsversorgung in der Gemeinde Krummhörn?
2. Wie sieht ein Konzept zur kommunalen Versorgungsstrukturanalyse und -planung der Gesundheitsversorgung der Gemeinde Krummhörn aus?
3. Welches allgemein gültige Vorgehensmodell und welche Verantwortlichkeiten sowie Voraussetzungen zur Umsetzung lassen sich aus dem Konzept der Beispielregion ableiten?

2 Strukturen Kommunaler Gesundheitsversorgung verstehen

2.1 Die aktuelle Rolle der Kommune in der Gesundheitsversorgung

Kommunen sind Gebietskörperschaften auf unterster Verwaltungsebene und sind laut Bundesgesetz zu einer sozialen Daseinsfürsorge verpflichtet. Hierunter versteht man die Bereitstellung notwendiger Güter und Leistungen für ein sinnvolles menschliches Dasein.

Dabei erfasst die „soziale" Daseinsvorsorge unter anderem die

- Jugendfürsorge und Jugendpflege,
- Bereitstellung von Kindergartenplätzen und den Betrieb von Kindergärten sowie die Kinderbetreuung,
- Einrichtung öffentlicher Schulen,
- Regulierungen der Arbeitswelt (u. a. Grundsicherung für Arbeitssuchende),
- Förderung des Wohnungsbaus (z. B. sozialer Wohnungsbau),
- Sozialhilfe.

Sie sind ebenfalls Mitgestalter bei der Gesundheitsversorgung (Bogumil & Jann, 2020). Ihr Wirkungskreis besteht aktuell im Bereich der Gesundheitsförderung und Prävention sowie im Gesundheitsschutz und weniger in der medizinischen Versorgung. Die gesundheitliche Fürsorge beschränkt sich oft auf den Öffentlichen Gesundheitsdienst (ÖGD), das kommunale Gesundheitsamt. Hier übernimmt die Kommune wichtige bevölkerungsmedizinische Aufgaben wie

- die Sicherstellung der öffentlichen Hygiene und des Infektionsschutzes
- die Erstellung amtsärztlicher Stellungnahmen und Gutachten
- Prävention in der Kinder- und Jugendgesundheit (Schuleingangsuntersuchungen)
- Zahngesundheit (Prophylaxe)
- Gesundheitsförderung und Prävention.

Zudem bieten die sozialpsychiatrischen Dienste psychisch Kranken und deren Angehörigen Hilfen an.

Nur wenige Aufgaben des ÖGD sind Pflichtaufgaben, diese variieren zudem je nach Bundesland. In der Regel sind lediglich Aufgaben wie die Überwachung der Wasserhygiene, Verfolgung und Meldung von Krankheiten nach dem Infektionsschutzgesetz und die Schuleingangsuntersuchung konkret in den Landesgesetzen verankert. Andere Aufgaben, wie Gesundheitsförderung und Prävention' werden nicht weiter beschrieben. Die Schwerpunktsetzung und das Ausmaß der Aufgabe liegen im Ermessen der Ämter. Durch die standardisierte Durchführung der Aufgaben und konsequente Datenerhebung sind Gesundheitsämter wichtige bevölkerungsmedizinische Datenquellen, die viele wegweisende Statistiken zu Themen wie Infektionsgeschehen, Impfquote oder Zahngesundheit der Einwohner erstellen können. Ergänzend nehmen Kommunen über die Bereiche der Kindergärten und Schulen, Jugendfürsorge und pflege Einfluss auf die Lebenswelten von Kindern und Jugendlichen, die insbesondere im Bereich der Entwicklungsstörungen maßgeblich sind. Heutzutage nehmen die Erkrankungsarten einen immer höheren Stellenwert ein. Diagnosen wie Depression oder Angststörung sowie Aufmerksamkeitsdefizit-Hyperaktivitätsstörung (ADHS) oder Lernbehinderungen stehen oft in einer signifikanten Wechselwirkung zu den Bereichen Schule und Kindergarten. Auch die wichtigste Lebenswelt, die Familie, wird durch Wohnraumgestaltung in der Kommune und in einigen Fällen durch Systeme wie Hilfen zur Erziehung oder Eingliederungshilfen mitgestaltet.

Im Rahmen ambulanter und stationärer Unterversorgung übernehmen Gesundheitsämter schon heute subsidiär Aufgaben aus weiteren Bereichen der Gesundheitsversorgung. Mangels ambulanter Angebote für suchtmedizinische Grundversorgung finden beispielsweise Programme wie Substitution von Opiatsüchtigen in Gesundheitsämtern statt. Hausärztliche oder fachärztliche Angebote sollen Abhilfe schaffen, wenn Personen ohne Krankenversicherung keinen Zugang zu herkömmlichen Hilfesystemen finden.

Darüber hinaus steuert die Kommune direkt oder indirekt in den Themen Prävention, sofern die finanziellen Mittel gegeben sind (Bogumil und Jann 2020). Oft handelt es sich hier um Pilotprojekte wie Bewegungsförderung oder Angebote für gesunde Verpflegung, die jedoch häufig projektbasiert sind und in den meisten Fällen nach Beendigung der Förderung nicht verstetigt werden können.

In der ambulanten Versorgung haben die Kommunen seit Einführung des Versorgungsstärkungsgesetzes im Jahr 2015 die Option selbst als Leistungserbringer tätig zu werden, indem sie die Möglichkeit erhielten, Medizinische Versorgungszentren (MVZ) zu gründen (§ 95 Abs. 1a SGB V). Heute übernehmen Kommunen in der ambulanten Versorgung unterschiedliche Aufgaben. Diese umfassen die Initiierung oder Gründung von Vorhaben wie MVZ, die Koordination und die Vernetzung der Leistungserbringer und sonstigen sozialen Einrichtungen, die Unterstützung bei der Akzeptanz der Einwohner sowie beim Aufbau von notwendigen Strukturen, z. B. durch das Bereitstellen von Immobilien (Böhm & Schönknecht, 2020).

Im Bereich der Krankenhausversorgung gehen die Einflussmöglichkeiten der Kommunen weiter, denn hier fungieren sie als Träger von Krankenhäusern, wenn der Sicherstellungsauftrag der Länder auf sie übertragen wurde.

Da die Kassenärztliche Vereinigung (KV) für die Bedarfsplanung in der ambulanten vertragsärztlichen Versorgung zuständig ist, sind die Einflussmöglichkeiten hierbei beschränkt. Dennoch stehen Kommunen vor der Herausforderung, dass sie sich als politische Akteure den Erwartungen der Einwohner vor Ort nicht entziehen können. Insbesondere dort, wo Handlungsdruck besteht, weil Versorgungstrukturen nicht mehr aufrechterhalten werden können, wirken Kommunen zunehmend auf die Versorgung ein, indem sie Infrastruktur gestalten, Gesundheitsversorgung übernehmen oder diese über Kooperationen mitsteuern (Böhm & Schönknecht, 2020).

Ferner sind Kommunen als Akteure vor Ort in der Lage, die Situation der Gesundheitsversorgung hinsichtlich der Bedarfe sowie der Bedürfnisse der Einwohner abzuschätzen. Bereits jetzt finden sich in vielen Kommunen Sozialplaner oder Präventionsbeauftragte, die die kommunalen Sozial- und Gesundheitsdaten erfassen und aufbereiten sowie einen Überblick über Teile der Versorgungsstruktur schaffen können. Da diese Aufgabe jedoch aufgrund der Vielzahl an fragmentierten Angebotsstrukturen über private sowie soziale Einrichtungen komplex ist, erfordert ein Ausbau der Arbeit auf ein allumfängliches Maß entsprechende Ressourcen sowie politische Unterstützung für die Umsetzung (Böhm & Schönknecht, 2020).

2.2 Herausforderungen und zukünftige Rolle der Kommune

Perspektivisch wird sich die Rolle des subsidiären Leistungserbringers in der Gesundheitsversorgung in Zukunft noch deutlich verstärken. Durch den Fachkräftemangel und die Überalterung der Gesellschaft, die die ländlichen Kommunen schneller und härter treffen wird als die städtischen, wird der öffentliche Gesundheitsdienst in immer größerem Maße Leistungen aus anderen Sektoren des Gesundheitssystems übernehmen müssen. Dies ist ohne eine entsprechende Finanzierung sowie eine signifikante Erhöhung der personellen Ressourcen nicht möglich. Der ursprüngliche Auftrag der Wahrung der öffentlichen Gesundheit (public health) könnte in den Hintergrund rücken. Tragisch wäre auch ein Abbau der Ressourcen für die Prävention, die in anderen Gesundheitssektoren nur wenig vertreten ist und in der Finanzierung des jetzigen Gesundheitssystems nur einen marginalen Stellenwert einnimmt, jedoch nachweislich einen signifikanten Impact auf die Bevölkerungsgesundheit hat.

Deutlich wird, dass eine zentrale Koordination für die kommunale Gesundheitsversorgung in der Zukunft unabdingbar sein wird. Aktuell fehlt der politische Auftrag, diese Aufgabe zu übernehmen. Kommunen werden sich zukünftig jedoch dennoch entscheiden müssen, wer die Versorgung federführend organisiert. Ein Beibehalten des Status quo wird mit wachsendem Fachkräftemangel und demografischem Wandel unaufhaltsam zu einer weiteren Verschlechterung der Gesundheitsversorgung führen. Insbesondere ländliche Kommunen, die die Einwohnerzahl stabilisieren wollen, tun gut daran, für die Bevölkerung eine medizinische Versorgung zu sichern, um nicht weiter an Attraktivität zu verlieren und in eine demografische Negativspirale zu geraten.

Gerade ländliche Kommunen sind von dünn besiedelten Landstrichen geprägt, deren medizinische Versorgung weit verstreut ist und die für Patienten lange Fahrtwege bedeutet. Bei insuffizienten ÖPNV-Systemen ist das Erreichen von

Praxen und Therapeuten für die immer größer werdende Gruppe von Senioren sehr schwierig. Der Zugang zu Angeboten für hochspezialisierte Versorgung (bspw. Krebszentren) ist deutlich erschwert, da sich diese Angebote fast ausschließlich in größeren Städten finden. Zudem wird auch bei der haus- und fachärztlichen Versorgung mit zweierlei Maß gemessen, da laut Kassenärztlicher Vereinigung für Städte eine höhere Arzt-pro-Einwohner-Quote besteht als für ländliche Kommunen. Aufgrund der derzeitigen Finanzierungsmodelle ist für Ärzte auch die Ansiedlung einer Praxis in einer größeren Stadt oft aufgrund des höheren Anteils an Privatpatienten finanziell teilweise attraktiver als die Niederlassung im ländlichen Raum.

2.3 Akteure und Organisationsformen

Zur Steuerung der kommunalen Gesundheitsversorgung sind eine Vielzahl von Akteuren miteinzubeziehen und zu berücksichtigen. Um einen Überblick zu schaffen ist es hilfreich, die Akteure in unterschiedliche Kategorien einzuteilen.

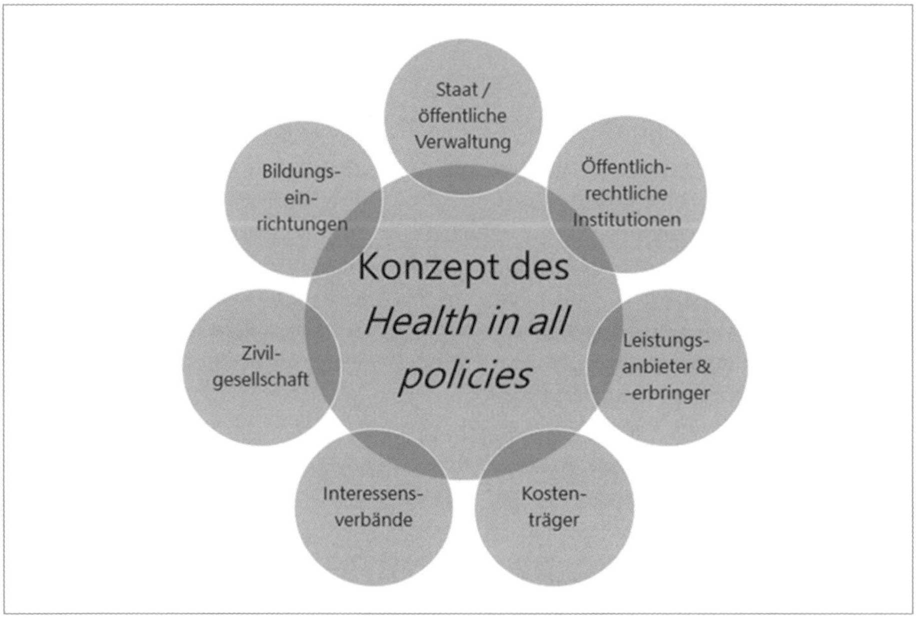

Abb. 1: Konzept des Health in all Policies

Quelle: Eigene Darstellung.

Das Konzept des „Health in all policies“ (Abbildung 1) beschreibt die unterschiedlichen Sektoren, in denen der Staat auf die Gesundheit der Bevölkerung einwirken kann. Durch Gesetze auf Bundes- und Landesebene sowie Erlässe auf kommunaler Ebene hat die Politik die Möglichkeit, die Gesundheitsversorgung direkt und indirekt maßgeblich mitzugestalten. Ziel des „Health in all policies“ ist das „Mitdenken“ des Aspektes Gesundheit im politischen Wirken, auch in Bereichen, die nicht unmittelbar mit der Gesundheitsversorgung verknüpft sind. Die verschiedenen Akteure, die sich in diesem Spektrum wiederfinden, sind vielfältig. Um einen Überblick zu verschaffen, hilft eine Kategorisierung. Naheliegend ist die unmittelbare Gesundheitsversorgung wie Arztpraxen mit der Kassenärztlichen Vereinigung als höherer Organisationsform, Krankenhäuser, Pflegeheime und ambulante Pflegedienste, diverse Therapeuten und weitere selbstständige Heilberufe, Rettungsdienste sowie Krankenkassen als Kostenträger.

Im Bereich der sozialen Versorgung ist in vielen Fällen die Kommune als ausführende Hand zuständig. Dies betrifft, wie bereits oben beschrieben, Einrichtungen wie Kitas und Schulen, Sozialhilfe und Jugendhilfe, jedoch auch die diversen Zweige sozialer Arbeit (bspw. Suchtkrankenhilfe, Schulsozialarbeit, Wohnungslosenhilfe, Hilfe für Migranten), Hilfsorganisationen, Volkshochschulen und Präventionsnetzwerke. Die Akteure sind nicht zwingend in der Kommune verortet, jedoch mindestens eng auf lokaler Ebene verbunden und sind oft Träger und Leistungserbringer.

Ein wichtiger Bereich sind privatwirtschaftliche Akteure, die als Arbeitgeber betriebsmedizinisch tätig sind sowie Unternehmen, die Ergänzungen zum herkömmlichen Gesundheitssystem bereithalten (bspw. Produkte für Digital Health und digitale Schnittstellenlösungen). In der Kategorie Wissenschaft gibt es gute Möglichkeiten, die lokalen Hochschulen als Kooperationspartner und beratende Experten und im Bereich der Fachkräfteausbildung Synergien zu nutzen. Über Stiftungen können ebenfalls Finanzierungsmöglichkeiten und Expertise genutzt werden. Datenverarbeitung und -aufbereitung über Sozialplaner sind ebenfalls gute Quellen, um die kommunale Gesundheitsversorgung datenbasiert zu gestalten.

Es muss ebenfalls bedacht werden, dass alle Akteure, die an der Gesundheitsversorgung beteiligt sind, gegebenenfalls unterschiedliche Ziele haben und Eigeninteressen verfolgen. Zudem unterstehen sie nur zu einem kleinen Teil der Kommune, und diese ist einem Großteil der Akteure daher nicht weisungsbefugt. Eine gute Zusammenarbeit im Sinne der Bevölkerung zu steuern, ist eine entsprechend komplexe Herausforderung. Eine solche Vernetzung ist durch verschiedene Organisationsformen möglich. In der Bundesrepublik gibt es viele ähnliche Projekte, die von lose organisierten Arbeitsgemeinschaften bis hin zu hauptamtlich kommunal getragenen Initiativen reichen.

2.4 Praxisbeispiel Gesundheitsnetzwerk „Gesundes Ostfriesland e. V."

Im Falle der Stadt Emden und des Landkreises Aurich wurde ein Grassroots-Projekt durchgeführt, das zunächst über eine Projektwerkstatt initiiert wurde.

Hier wurden alle Personen, die sich der Region und dem Thema Gesundheitsversorgung zugehörig fühlten, dazu eingeladen. In mehreren Workshops (Zukunftswerkstätten) wurden die wichtigsten Handlungsfelder zur Sicherstellung der Gesundheitsversorgung identifiziert.

Nach Abwägung der Vor- und Nachteile verschiedener Organisationsformen wurde der gemeinnützige Verein „Gesundes Ostfriesland e. V." im Juli 2023 gegründet. Die initial ca. 30 Akteure des Vereins hatten sich zum Ziel gesetzt, die Gesundheitsversorgung der Bevölkerung im LK Aurich und der kreisfreien Stadt Emden durch eine bessere Vernetzung der Gesundheitsakteure zu optimieren. Zur Umsetzung wurden Arbeitsgruppen gebildet und ein Expertenrat einberufen. Zu den aktuellen Handlungsfeldern gehören die Themenbereiche Fachkräfte, Gesundheitsversorgung und Digitalisierung sowie Prävention und Gesundheitsförderung sowie die Stärkung der Gemeinschaft (Stadt Emden, 2023). In den drei Arbeitsgemeinschaften (Abbildung 2) finden regelmäßig Treffen zur Erarbeitung und Weiterführung von Projekten statt. Zudem findet ein regelmäßiger Austausch zwischen den AGs statt. Für Informationsveranstaltungen zu speziellen Themen werden monatlich externe Referenten eingeladen.

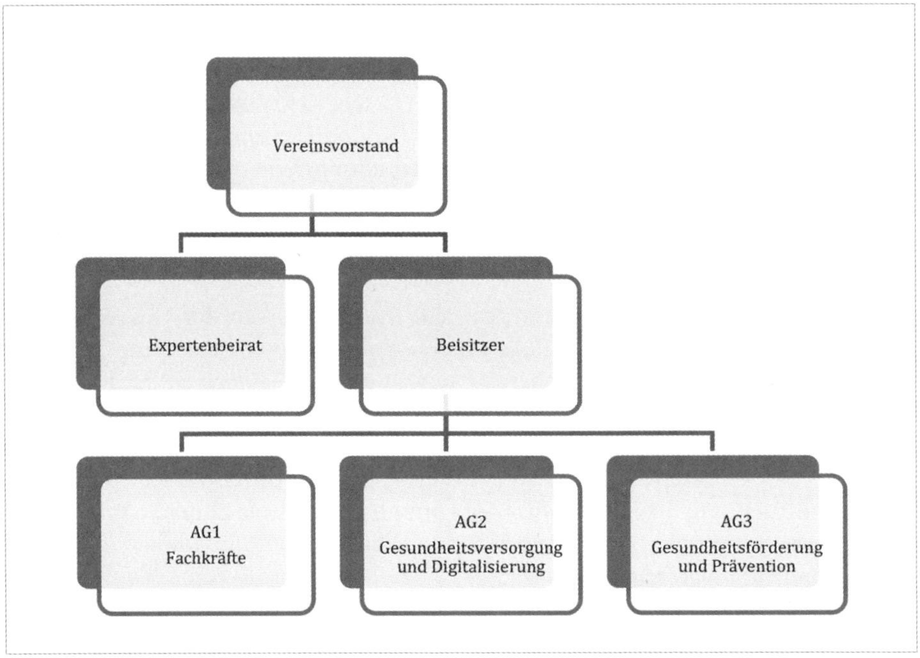

Abb. 2: Organisationsstruktur Gesundes Ostfriesland e. V.

Quelle: Eigene Darstellung.

Zum Verein zählen unter anderem sowohl Einzelpersonen wie niedergelassene Ärzte und Privatpersonen als auch die Stadt Emden und der Landkreis Aurich sowie der lokale Krankenhausverbund, die Kassenärztliche Vereinigung, Krankenkassen, Hilfsorganisationen und die lokale Fachhochschule. Vertreter der unterschiedlichen Organisationen beteiligen sich an den Arbeitsgruppen und bereichern diese mit ihrer Expertise. (Abbildung 3).

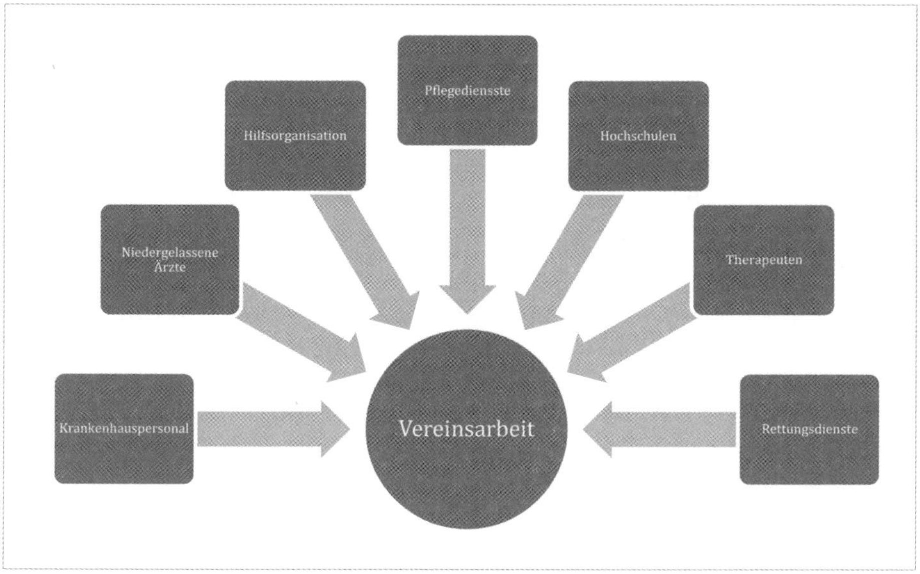

Abb. 3: Organisationsstruktur Gesundes Ostfriesland e. V.
Quelle: Eigene Darstellung.

Die Arbeitstreffen finden zur besseren Vereinbarkeit in hybrider Form statt, um möglichst vielen Menschen die Mitarbeit zu ermöglichen. Da der Verein vom strukturierten Arbeiten ebenso lebt wie vom informellen Austausch, sind die Formate in der Regel auch in Präsenz gut besucht.

Der Verein zeigt sich auf verschiedenen öffentlichen lokalen Veranstaltungen wie Gesundheitsmärkten, um den Bekanntheitsgrad zu steigern und Feedback der Bevölkerung zu erhalten. Da die Problematik der bröckelnden Gesundheitsversorgung inzwischen auch viele Menschen persönlich betrifft, stößt der Verein oft auf großes Interesse. Auch können hier neue Impulse für weitere Handlungsfelder gesammelt werden.

2.5 Kommunale Koordination der Gesundheitsversorgung

Obwohl in vielen deutschen Kreisen und Städten, wie oben beschrieben, bereits Netzwerke und Zusammenschlüsse entstanden sind, beruht das Engagement häufig auf einzelnen Personen und Organisationen, die ehrenamtlich eine kleine Teilaufgabe übernehmen. Dieser komplexe Auftrag muss jedoch in eine Struktur gegossen und fest in der Kommune verankert werden. Eine konsequente, fortwährende Strukturanalyse der Versorgungslandschaft, wie sie im Verlauf des Buches zu finden ist, mit kontinuierlicher Defizitbehebung ist eine wichtige Aufgabe, die nicht von ehrenamtlicher Seite getragen werden kann.

Es gibt unterschiedliche Akteure, die diesen koordinatorischen Auftrag erfüllen könnten und hierfür in unterschiedlicher Weise geeignet sind. In vielen Fällen ist der Knotenpunkt der Versorgung, insbesondere in ländlichen Gegenden, im lokalen Krankenhaus verortet. Hier bestehen häufig gewachsene Verbindungen in den ambulanten Sektor und zu den Pflegestrukturen. Auch die medizinische Expertise kumuliert sich hier. Nachteilig ist anzumerken, dass Kooperationen mit weiteren Sektoren oft nicht bestehen und zusätzlich aufgebaut werden müssten.

Alternativ kann auch die Kommune selbst die Aufgabe übernehmen und eine entsprechende Koordinationsstelle einrichten. Diese könnte im Öffentlichen Gesundheitsdienst oder im Sozialbereich angesiedelt werden. Während in der Kommune in vielen Sektoren hohe Expertise zu den unterschiedlichen einzubeziehenden Sektoren herrscht, sind die Kommunen mit vielen hoheitlichen Aufgaben betraut und haben oft nicht die Möglichkeiten, neben den Pflichtaufgaben zusätzliche Aufgaben zu erfüllen. Hier müsste eine signifikante Aufstockung an Ressourcen erfolgen.

Angesichts der multiplen Interessen, die die Koordinationsstelle berücksichtigen müsste, wäre die Gründung einer externen Managementstruktur eine Option, die eine Strukturierung zugunsten der Bevölkerung sicherstellen könnte. Die Akteure der Versorgungslandschaft können in einem Beirat geclustert werden und ihre Expertise und Interessen hierüber einbringen. In dieser Organisation kann zudem laufend eine Übersicht über die unterschiedlichen Angebote in allen Versorgungsbereichen geführt werden und drohende oder bereits bestehende Defizite frühzeitig erkannt und behoben werden. Intersektorale Problemstellungen, wie es sie in den Bereichen häufig gibt, können schnell und effizient gemeinsam angegangen werden.

Angesichts der multiplen Interessen, die die Koordinationsstelle berücksichtigen müsste, wäre die Gründung einer externen Managementstruktur eine Option, die eine Strukturierung zugunsten der Bevölkerung sicherstellen könnte. Die Akteure der Versorgungslandschaft können in einem Beirat geclustert werden und ihre Expertise und Interessen hierüber einbringen. In dieser Organisation kann zudem laufend eine Übersicht über die unterschiedlichen Angebote in allen Versorgungsbereichen geführt sowie drohende oder bereits bestehende Defizite frühzeitig erkannt und behoben werden. Intersektorale Problemstellungen, wie es sie in den Bereichen häufig gibt, können schnell und effizient gemeinsam angegangen werden.

3 Vorgehen und Modell der Versorgungsstrukturanalyse und -planung

3.1 Methodisches Vorgehen

Im ersten Schritt (Abbildung 4) wurde die Zielstellung für einen holistischen Ansatz zur bedarfsorientierten kommunalen Gesundheitsversorgung erarbeitet. Hierzu wurde eine Literaturrecherche durchgeführt, um den aktuellen Forschungsstand zu beschreiben, und der zentrale Ansatz eines Fünffachzieles für eine bedarfsorientierte Gesundheitsversorgung ausgewählt. Davon ausgehend wurde ein Modell zur kommunalen Gesundheitsversorgung mit vier Dimensionen erarbeitet, das als Grundlage zur Analyse aktueller und zukünftiger Versorgungsstrukturen dient. Die Grundlage hierfür bildete das Modellprojekt zur sektorübergreifenden Versorgung in Baden-Württemberg. Dieses wurde am Beispiel der Gemeinde Krummhörn erprobt, und für die Analyse der Dimensionen wurden die entsprechenden Kennzahlen erhoben und bis ins Jahr 2035 prognostiziert.

Aus den Ergebnissen der Analyse der aktuellen Situation sowie der Prognose wurden Stärken und Schwächen der Gesundheitsversorgung der Kommune sichtbar. Beim Abgleich der Bedarfe mit den vorhandenen bzw. benötigten Versorgungsstrukturen wurden Lücken in der Gesundheitsversorgung identifiziert und deren Auswirkungen beschrieben. Darauf aufbauend wurden wesentliche Handlungsfelder zur Planung der Gesundheitsversorgung abgeleitet und priorisiert.

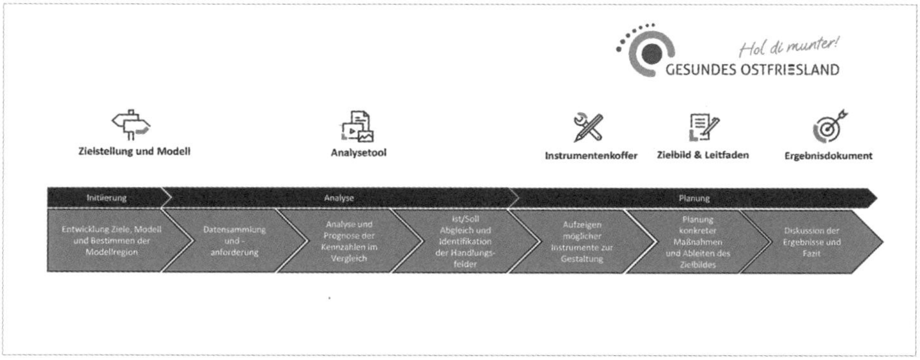

Abb. 4: Vorgehensweise zur Analyse und Planung von Versorgungsstrukturen

Quelle: Eigene Darstellung.

Für die aufgezeigten Handlungsfelder wurden erste Ansätze zur Verbesserung der Versorgung erarbeitet. Im nächsten Schritt wurde ein Zielbild der Gesundheitsversorgung 2035 in der Gemeinde Krummhörn erarbeitet.

3.2 Quintuple Aim als ganzheitlicher Ansatz im Gesundheitswesen

Da das zu erarbeitende Konzept zur Analyse und Planung kommunaler Gesundheitsversorgung einen effizienten Ressourceneinsatz sowie eine Vernetzung der Akteure bei gleichzeitigem Zugang zu einer qualitativen Versorgung sicherstellen soll, wurde ein Modell gewählt, das einen holistischen sowie zeitgemäßen Ansatz im Kontext des Gesundheitswesens liefert. Daher wurde das Quintuple Aim genutzt, welches die Verbesserung der Gesundheitsversorgung ganzheitlich im Blick hat und insgesamt fünf Zielstellungen umfasst (Abbildung 5). Es wurde ursprünglich aus dem Triple Aim (drei Ziele) abgeleitet und um zwei weitere Ziele ergänzt. Die Weiterentwicklung erfolgte, um die Qualität der Gesundheitsversorgung zu verbessern und gleichzeitig die Effizienz und Kosten zu optimieren.

Das Triple Aim berücksichtigte drei Ziele: die Verbesserung der Versorgungsqualität, die Steigerung der Patientenzufriedenheit sowie die Senkung der Kosten. Es zielte darauf ab, die allgemeine Gesundheit der Gesellschaft und die Patientenzufriedenheit mit der Behandlung und der Interaktion zu erhöhen sowie gleichzeitig die Kosten zu reduzieren, ohne die Qualität der Versorgung zu beeinträchtigen.

Das Quintuple Aim beinhaltet zwei weitere wichtige Aspekte. Zum einen ist dies eine höhere Arbeitszufriedenheit der an der Versorgung beteiligten Gesundheitsakteure. Dies bedeutet, das Wohlbefinden von Ärzten, Pflegepersonal und anderen Gesundheitsdienstleistern zu fördern, um Burnout und Stress zu reduzieren. Weiterhin wurde das Ziel ergänzt, die Versorgungsgerechtigkeit zu fördern. Es soll eine gerechtere Verteilung der Gesundheitsressourcen erreicht werden, sodass alle Bevölkerungsgruppen gleichermaßen Zugang zu hochwertiger Gesundheitsversorgung haben, unabhängig von sozialen oder wirtschaftlichen Unterschieden. Somit stellt das Quintuple Aim einen ganzheitlicheren Ansatz dar (Nundy, Cooper & Mate, 2022).

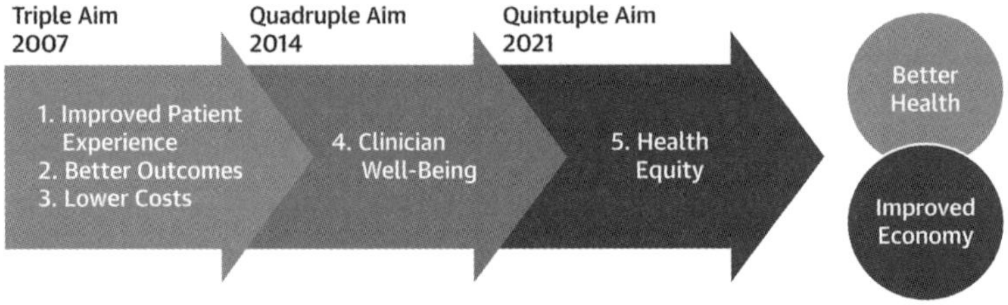

Abb. 5: Entwicklung zum Quintuple Aim
Quelle: Itchhaporia 2021, S. 2263.

Insgesamt wird das Modell zunehmend in Organisationen und Gesundheitssystemen angewendet, die versuchen, eine nachhaltige, patientenorientierte Versorgung zu gewährleisten und gleichzeitig die Belastung des medizinischen Personals zu verringern. In den USA wird dieser Fünffach-Ansatz bereits von der

Agency for Healthcare Research and Quality (AHRQ), dem Institut für die Bewertung medizinischer Maßnahmen, unterstützend zur Optimierung der Gesundheitsversorgung genutzt (Agency for Healthcare Research and Quality (AHRQ), 2023). Auf Deutschland bezogen ließen sich kaum Anwendungsfälle finden. Das Ursprungskonzept Triple Aim wurde von der OptiMedis AG bei der Initiative „Gesundes Kinzigtal" aufgegriffen (Hildebrandt et al., 2015).

3.3 Modellprojekt zur sektorenübergreifenden Versorgung in Baden-Württemberg

3.3.1 Ziele, Vorgehen, Laufzeit und Aufwand

Für die durchgeführte Versorgungsstrukturanalyse wurde nach einem Vorgehensmodell gesucht, welches wissenschaftlich basiert die fünf Ziele des Quintuple Aim unterstützt und gleichzeitig die Komplexität des Themas strukturell abbildet sowie praxisorientiert und handhabbar ist. Bei der daraufhin durchgeführten Literaturrecherche zeigten sich kaum geeignete Konzepte bzw. Modelle, mit Ausnahme des Modellprojekts für sektorübergreifende Versorgung in Baden-Württemberg. Dies entwickelte ein Framework zur Gesundheitsversorgung, welches in Anlehnung an das kanadische Health Indicators Framework entstand. Das dort erarbeitete Rahmenwerk umfasst fünf Dimensionen, zahlreiche Indikatoren und Maßnahmen und bildet eine gute Ausgangslage und wird daher nachfolgend ausführlicher erläutert (Ministerium für Soziales und Integration Baden-Württemberg, 2018).

Das Modellprojekt zur sektorenübergreifenden Versorgung in Baden-Württemberg wurde vom Ministerium für Soziales und Integration 2016 initiiert, um die Qualität und Effizienz der Gesundheitsversorgung zu verbessern. Die dazu ausgewählte Modellregion Südwürttemberg umfasste die Landkreise Biberach, Ravensburg und Reutlingen. Diese Landkreise arbeiteten seit Langem über kommunale Gesundheitskonferenzen vertrauensvoll zusammen. Die wissenschaftliche Begleitung des Modellprojekts wurde von drei Universitäten durchgeführt.

Ziel des Projekts war es, durch eine verbesserte Zusammenarbeit und Koordination zwischen den verschiedenen Sektoren des Gesundheitswesens eine ganzheitliche und patientenzentrierte Versorgung zu gewährleisten. Die sektorenübergreifende Versorgung soll dabei helfen, Versorgungslücken zu schließen und die Patientenversorgung nahtloser zu gestalten. Im Ergebnis sollte ein umfassendes Versorgungskonzept entwickelt werden, das die Vernetzung von ambulanten und stationären Strukturen sowie Gesundheitsförderung, Prävention und Pflege umfasst. Ein zentraler Bestandteil des Projekts war die Diskussion mit Bewohnern und Gesundheitsakteuren in einer öffentlichen Dialogveranstaltung, um die Relevanz und Machbarkeit des Konzepts zu erörtern.

Das Vorgehen zur Erarbeitung eines Grobkonzepts für ein sektoren- und kreisübergreifendes Versorgungskonzept gliederte sich in drei Teilprojekte (Abbildung 6).

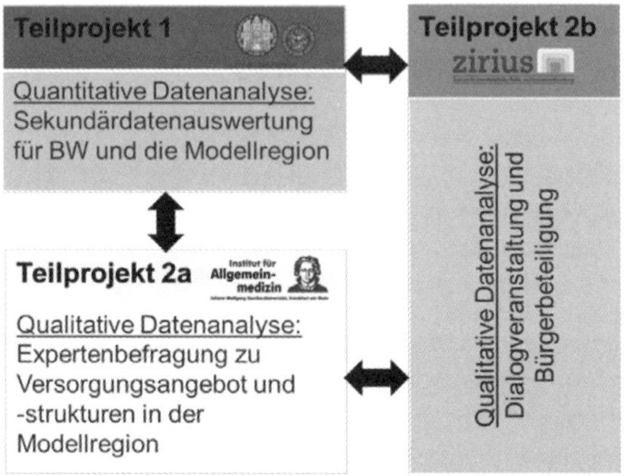

Abb. 6: Aufbau des Projektes

Quelle: Ministerium für Soziales und Integration Baden-Württemberg 2018, S. 26.

Um eine umfassende sektorenübergreifende Versorgungsplanung zu ermöglichen, wurden mehrere methodische Vorgehen miteinander kombiniert (Abbildung 7).

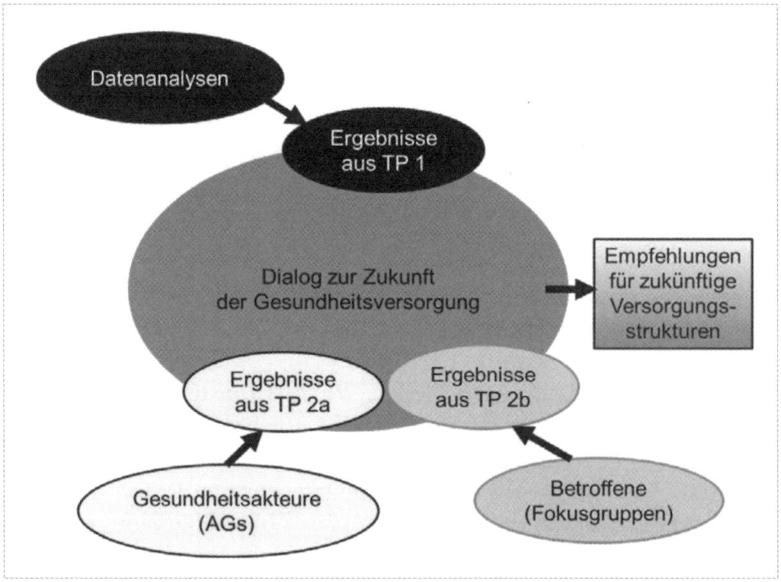

Abb. 7: Mixed-Methods-Ansatz zur Erarbeitung des Gesamtergebnisses

Quelle: Ministerium für Soziales und Integration Baden-Württemberg 2018, S. 26.

Die Laufzeit des Projekts umfasste mehrere Jahre, wobei regelmäßige Netzwerktreffen (quartalsweise) stattfanden, um den Fortschritt zu überwachen und das weitere Vorgehen abzustimmen. Die Projektsteuerung erfolgte durch eine landkreisübergreifende Koordinierungsgruppe, die alle vier bis sechs Wochen über die Arbeitsfortschritte berichtete. Teilnehmer waren die KoordinatorInnen der Landkreise sowie Mitarbeitende der Universitäten, des Landesgesundheitsamtes und des Ministeriums für Soziales und Integration. Für die Durchführung der Ist-Analyse, der Analyse der Versorgungssituation und der Identifikation von Versorgungsproblemen wurde ein hoher Aufwand geleistet. So hat das Land Baden-Württemberg während der Laufzeit des Projekts von 2016 bis 2018 ca. eine Million Euro investiert.

3.3.2 Beschreibung der Teilprojekte

Im ersten Teilprojekt wurde eine Analyse der Gesundheitsversorgung entlang von drei Hauptfragestellungen durchgeführt (Abbildung 8). Dazu wurden die fünf bis sieben häufigsten Krankheitsbilder ausgewählt, die relevant für die Morbidität in Baden-Württemberg und beeinflussbar durch Maßnahmen zur Gesundheitsförderung und Prävention sind. Der aufwendige Auswahlprozess bestand aus Datenanalysen sowie der Reduktion aufgrund von Auswahlkriterien und von Diskussionen im Netzwerk anhand der Projektfragestellung, wie beispielsweise der Datenverfügbarkeit. Zudem erfolgte neben der Auswahl von lebensphasenunspezifischen Krankheitsbildern auch die Auswahl eines Krankheitsbildes im Kindes- und Jugendalter.

1. Wie ist die Morbidität in Baden-Württemberg aktuell und in Zukunft?
- Wie stellt sich die Morbidität großer Erkrankungsgruppen dar?
- Wie ist der aktuelle Gesundheitszustand der Bevölkerung in Baden-Württemberg?
- Wie wird sich der Gesundheitszustand der Bevölkerung in Baden-Württemberg entwickeln?
- Gibt es Unterschiede in der Morbidität zwischen städtischen und ländlichen Regionen?

2. Wie wirkt sich die Morbiditätsentwicklung auf die Planung der Versorgung aus?
- Wie stellt sich der Weg von PatientInnen durch das Versorgungssystem dar?
- Wie sind ambulante und (teil-)stationäre Angebote vernetzt mit der Pflege und Prävention & Gesundheitsförderung?
- Wie verlaufen Patientenströme zwischen verschiedenen Regionen bei der Inanspruchnahme des Gesundheitssystems?

3. Welche Konsequenzen sind damit für die Gestaltung von Versorgungsangeboten verbunden?
- Welche Versorgungsstrukturen bestehen momentan?
- Sind die derzeitigen Versorgungsstrukturen ausreichend für die zukünftige Morbidität?
- Wie müssten Versorgungsstrukturen angepasst oder verändert werden, um den zukünftigen Versorgungsbedarf zu decken?
- Welche Schwierigkeiten gibt es derzeit bei der Leistungsfähigkeit des Gesundheitssystems und welche sind zukünftig zu erwarten?
- Wo gibt es Potenziale für die Veränderung des Versorgungsbedarfs insbesondere durch den Einsatz von Telemedizin?

Abb. 8: Fragenkatalog Teilprojekt 1 untergliedert nach Hauptfragestellungen
Quelle: Ministerium für Soziales und Integration Baden-Württemberg 2018, S. 26.

Die Analyse der aktuellen und zukünftigen Versorgungssituation sowie der Morbidität erfolgte durch die Auswahl geeigneter Indikatoren, die in einem Rahmenkonzept dargestellt wurden. Ein solches Indikatoren-Framework erleichtert die Abstimmung innerhalb des Projektnetzwerks und bietet einen transparenten Ausgangspunkt für die Zusammenstellung der Indikatoren. Dazu erfolgte eine Literaturrecherche von Rahmenwerken zu Gesundheitssystemen oder zur Gesundheitsversorgung. Diese wurden nach Dimensionen der Leistungsfähigkeit der Gesundheitsversorgung bewertet, und so wurde ein neuer Framework für die Modellregion nach dem kanadischen Vorbild erstellt (Abbildung 9). Entlang der Dimensionen des Frameworks erfolgte die Entwicklung eines Indikatoren-Basissets, um die gewünschte Zielstellung zu erreichen. Es wurden 374 Indikatoren recherchiert, die über eine Online-Befragung von unterschiedlichsten Akteuren des Gesundheitswesens auf die wesentlichsten reduziert wurden.

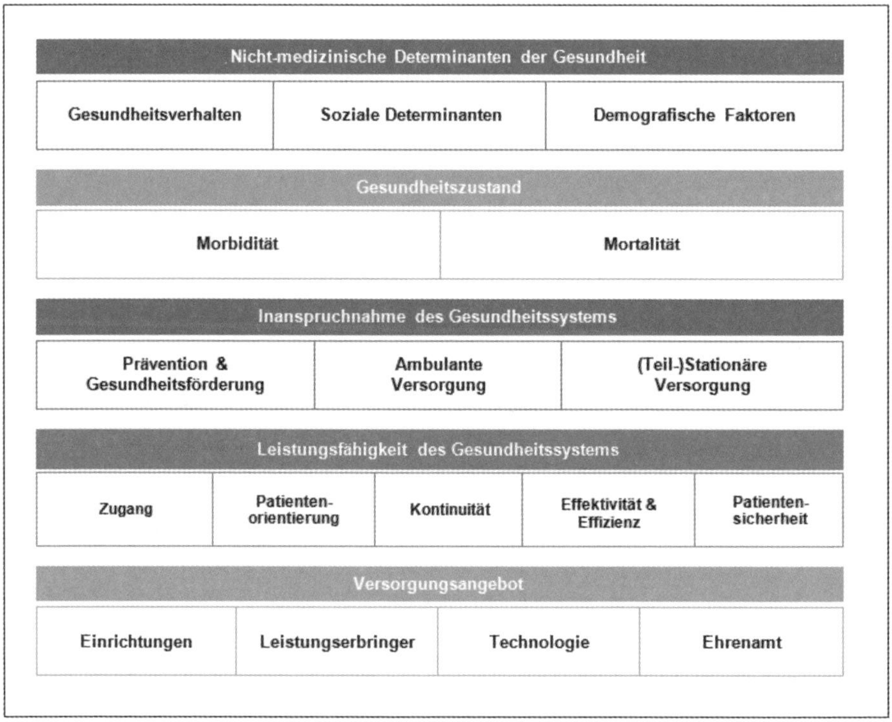

Abb. 9: Framework für Indikatoren zur Beschreibung von Gesundheitssystemen
Quelle: Ministerium für Soziales und Integration Baden-Württemberg, 2018, S. 42.

Es wurden Routinedaten verwendet, um den aktuellen Stand der Versorgung zu beschreiben und eine Prognose des zukünftigen Versorgungsbedarfs zu erstellen. Im Rahmen des Projekts wurde eine Projektdatenbank aufgebaut, die die Daten auf Kreisebene zu verschiedenen Versorgungsbereichen verfügbar machte und eine regelmäßige Datenerhebung mit einheitlichem Berichtsjahr ermöglichte. Hauptsächlich wurde dabei der Evaluationsdatensatz zur Hausarztzentrierten Versorgung der AOK Baden-Württemberg genutzt. Zur Prognose der zukünftigen Inanspruchnahme wurde die regionalisierte Bevölkerungsvorausrechnung des Statistischen Landesamtes Baden-Württemberg herangezogen. Ebenso erfolgte ein Abgleich des Versorgungsangebots mit der zukünftigen Inanspruchnahme. Hierzu wurde die Zahl der ambulant tätigen Ärzte in einem Stadt- oder Landkreis herangezogen und mit der (projizierten) Inanspruchnahme verglichen. Weiterhin wurden hierzu die Krankenhaustage infolge der Krankheitsbilder sowie die Auslastung von vollstationärer Pflege bei Demenz und Schlaganfall berücksichtigt.

Das Teilprojekt 2a konzentrierte sich auf die Analyse der Versorgungssituation aus der Perspektive der Gesundheitsakteure in der Modellregion. Ziel war es, ein umfassendes Bild der aktuellen Versorgungslage zu erhalten und die Bedürfnisse sowie Herausforderungen der Beteiligten zu identifizieren. Aus der Perspektive von Stakeholdern wurde über wiederholte Befragungsrunden ein Konsens über die relevantesten Indikatoren für eine sektorenübergreifende Versorgungsplanung erzielt. Hierzu wurden Arbeitsgruppen für jedes Krankheitsbild mit gleicher Zusammensetzung der Experten zur Analyse der Versorgungssituation vor Ort gebildet. In drei internen und drei landkreisübergreifenden AG-Sitzungen erfolgte die Aufnahme der aktuellen Versorgungssituation entlang von Leitlinien sowie Stärken- und Schwächenanalysen zu den ausgewählten Erkrankungsbildern. Es wurden etablierte Versorgungsstrukturen sowie Versorgungslücken identifiziert. Im nächsten Schritt wurden mit den Experten zu den Krankheitsbildern Verbesserungsvorschläge abgeleitet und der Sollzustand für eine sektorenunabhängige Versorgung entlang des gesamten Pfades von Prävention über Behandlung bis hin zur Nachsorge beschrieben. Im Ergebnis entstand ein sogenanntes Behandlungshaus, welches die Gesundheitsakteure sowie die Angebote zur Gesundheitsversorgung abbildete. Auf diesen Ergebnissen wurden mögliche Maßnahmen zur Verbesserung abgeleitet, dokumentiert und kategorisiert. (Abbildung 10).

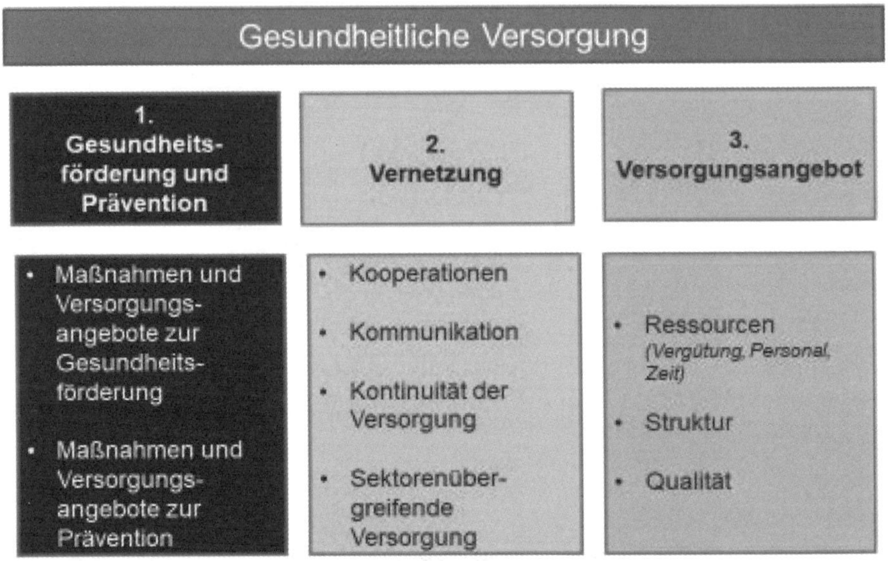

Abb. 10: Kategorien zu den Ergebnissen des Teilprojektes 2a

Quelle: Ministerium für Soziales und Integration Baden-Württemberg, 2018, S. 56.

Im Rahmen des dritten Teilprojekts 2b wurden moderierte Fokusgruppendiskussionen mit Patienten und Angehörigen geführt. Ziel war es, die Sichtweisen und Bedürfnisse der Patienten zu verstehen und diese bei den Überlegungen zur zukünftigen Ausgestaltung der Versorgung mit einzubeziehen. Es erfolgte eine aufwendige Rekrutierung von Teilnehmern über die Leistungserbringer, das Gesundheitsamt, Selbsthilfegruppen sowie die Presse zu den jeweiligen Krankheitsbildern. Die so gewonnenen Teilnehmer skizzierten erlebte Patientenpfade sowie deren Stärken und Defizite. Daran schloss sich die Aufnahme der Wünsche und Bedürfnisse zur Versorgung aus Sicht der Betroffenen an und wie diese erreicht werden könnten. In einer abschließenden Dialogveranstaltung mit den Experten und interessierten Bürgern wurde das Projekt vorgestellt sowie in Arbeitsgruppen die Ergebnisse ergänzt. Im Anschluss daran wurde Transparenz über eine Podiumsdiskussion geschaffen und somit die Beteiligung der Bürger hergestellt.

3.3.3 Zusammenfassung der Ergebnisse des Modellprojektes

Die Ergebnisse der Delphi-Befragung zeigten, dass verschiedene Indikatoren für eine effektive sektorenübergreifende Versorgungsplanung aus der Perspektive der verschiedenen Gesundheitsakteure relevant sind. Zu den wichtigsten Indikatoren gehören die Verfügbarkeit von Versorgungsangeboten, die Qualität der Versorgung, die Zufriedenheit der Patienten sowie Kosten und Effizienz. Die Ergebnisse aus den Fokusgruppen zeigten, dass eine bessere Koordination zwischen ambulanten und stationären Einrichtungen notwendig ist, um die Versorgung der Patienten zu verbessern. Es wurde auch deutlich, dass eine klare Kommunikation und Informationsweitergabe zwischen den verschiedenen Sektoren eine zentrale Rolle spielen. Um die unerlässliche enge Zusammenarbeit zwischen den verschiedenen Akteuren im Gesundheitswesen zu fördern, helfen beispielsweise regelmäßige Treffen, gemeinsame Fallbesprechungen und die Nutzung gemeinsamer IT-Systeme. Eine effiziente Kommunikation umfasst die standardisierte Dokumentation von Patientendaten, den Austausch von Gesundheitsinformationen und die Einhaltung von Datenschutzrichtlinien. Die Bedürfnisse und Präferenzen der Patienten sollten im Zentrum der Versorgungsplanung stehen. Dies erfordert eine aktive Einbindung der Patienten in die Entscheidungsprozesse und die Bereitstellung von Informationen, die ihnen helfen, fundierte Entscheidungen zu treffen.

Der Projektbericht des Ministeriums für Soziales und Integration hebt hervor, dass die sektorenübergreifende Versorgung durch eine systematische Planung und Koordination gestärkt werden kann. Die Identifikation und Implementierung relevanter Indikatoren sind entscheidend für den Erfolg der Versorgungsplanung. Darüber hinaus sind eine kontinuierliche Evaluierung und Anpassung der Versorgungsstrategien notwendig, um den sich wandelnden Bedürfnissen der Patienten und den Anforderungen des Gesundheitswesens gerecht zu werden (Ministerium für Soziales und Integration Baden-Württemberg, 2018).

3.4 Der Weg zu einem praktikablen Modell kommunaler Gesundheitsversorgung

Im Rahmen dieser Versorgungsstrukturanalyse wurden die Regionalität und Praktikabilität in den Vordergrund gesetzt, um die rasche Umsetzung, die Minimierung des Aufwands und eine Übertragbarkeit auf andere Regionen zu ermöglichen. Hierfür wurde das Modell auf vier Dimensionen reduziert (Abbildung 11).

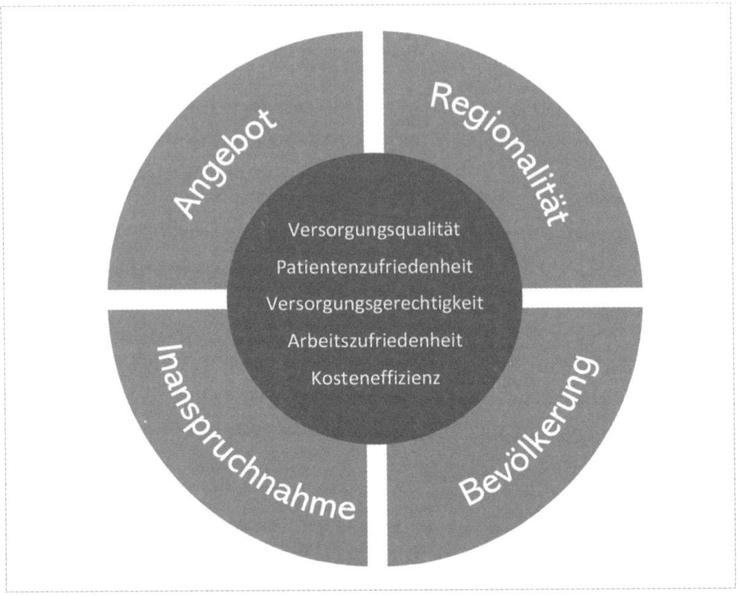

Abb. 11: Modell der kommunalen Gesundheitsversorgung
Quelle: Eigene Darstellung.

Die Dimensionen Regionalität, Bevölkerung, Inanspruchnahme und Angebot orientieren sich an dem Fünffachziel des Quintuple Aim und stehen somit für eine zeitgemäße kommunale Gesundheitsversorgung. Das gewählte Modell ermöglicht ein strukturiertes Vorgehen, eine gemeinsame Zielsetzung sowie eine sinnvolle Nutzung und sollte zur Motivation aller beteiligten Akteure beitragen. Bei einer erfolgreichen Anwendung sollten alle Ziele und Dimensionen gleichermaßen wichtig sein und sich gegenseitig bedingen.

Der Sachverständigenrat zur Begutachtung der Entwicklung im Gesundheitswesen und in der Pflege (SVR) empfahl aufgrund der in seinem Gutachten von 2018 festgestellten Über-, Unter- und Fehlversorgung eine am Bedarf ausgerichtete Optimierung der Strukturen des Gesundheitssystems (Sachverständigenrat zur Begutachtung der Entwicklung im Gesundheitswesen und in der Pflege (SVR), 2018). Dabei umfasst die Gesundheitsversorgung alle Bereiche von Prävention und Gesundheitsförderung, über Therapie, Rehabilitation und Pflege bis hin zur palliativen Versorgung. Die Versorgung sollte sich vordergründig patientenorientiert an der individuellen Gesundheit bzw. Krankheit der Betroffenen, an hinlänglicher Evidenz sowie einem wirtschaftlichen Kosten-Nutzen-Verhältnis orientieren. Getrieben wird der Bedarf an Versorgungsleistungen durch den demografischen Wandel, von erhöhter Krankheitslast, Multimorbidität und Pflegebedürftigkeit. Weiterhin verändert der Klimawandel das Krankheitsspektrum, und es existieren systemische Ineffizienzen im Gesundheitssystem, wie beispielsweise bei Suchprozessen nach Leistungserbringern. Hier sind Verbesserungen für die Patientenseite nötig, da Angaben zum Leistungsspektrum, der Qualität und den Kapazitäten von Leistungserbringern nicht vollständig ersichtlich sind (Kloepfer et al., 2022). Auch unterschiedliche Rahmenbedingungen, wie der definierte Umfang an Leistungsangeboten und die zur Verfügung stehenden Versorgungsangebote, nehmen Einfluss auf die Leistungserbringung im Gesundheitssystem (Grote Westrick & Volbracht, 2020). Daher sollten die Strukturen der Gesundheitsversorgung so ausgerichtet sein, dass sie bedarfsorientiert geplant und umgesetzt werden.

4 Praxis: Versorgungsstrukturanalyse aktueller und zukünftiger Strukturen

Das Vorgehensmodell wurde im Rahmen dieser Versorgungsstrukturanalyse auf Postleitzahlenebene am Beispiel der Gemeinde Krummhörn, die zum Landkreis Aurich gehört, erprobt. Es ist nicht immer davon auszugehen, dass ländliche Regionen grundsätzlich unterversorgt sind. Vielmehr existieren unterschiedliche Gegebenheiten, die systematisch analysiert und bei der Planung berücksichtigt werden sollten (Stegmaier, 2022a). Dazu wurden zu den vier Dimensionen verschiedene Faktoren zur Gesundheitsversorgung abgeleitet (Abbildung 12). Für die Dimension Bevölkerung sind das zum Beispiel die Demografie, die Sozioökonomie und der Gesundheitszustand der Bevölkerung. Zu jedem identifizierten Faktor der Gesundheitsversorgung wurden in einem letzten Schritt messbare Kennzahlen für die Analyse und Planung der Versorgungsstrukturen abgeleitet. Diese sollen kleinräumig und bevölkerungsbezogen erhoben, miteinander verknüpft und gemonitort werden können. Bestenfalls sind diese Daten aus den Routinedaten ableitbar und stehen so zur Verfügung, dass aus ihnen patientenorientierte realistische Handlungsfelder abgeleitet werden können (Stegmaier, 2022a). Für die Gesundheitsförderung und Prävention ist beispielsweise die Impfquote gegen Masern so eine Kennzahl. Die Impfquote wird regelmäßig erhoben und zeigt, ob Eltern präventive Angebote für ihre Kinder wahrnehmen. Über die aktuellen Kennzahlen sowie deren Prognose und dem Vergleich dieser mit Durchschnittswerten der übergeordneten Region (Landkreis, Bundesland) werden Stärken und Schwächen in den einzelnen Dimensionen transparent. Diese bilden die Grundlage, um Chancen sowie Risiken einzuschätzen und Strategien sowie Maßnahmen für eine bessere Gesundheitsversorgung zu entwickeln.

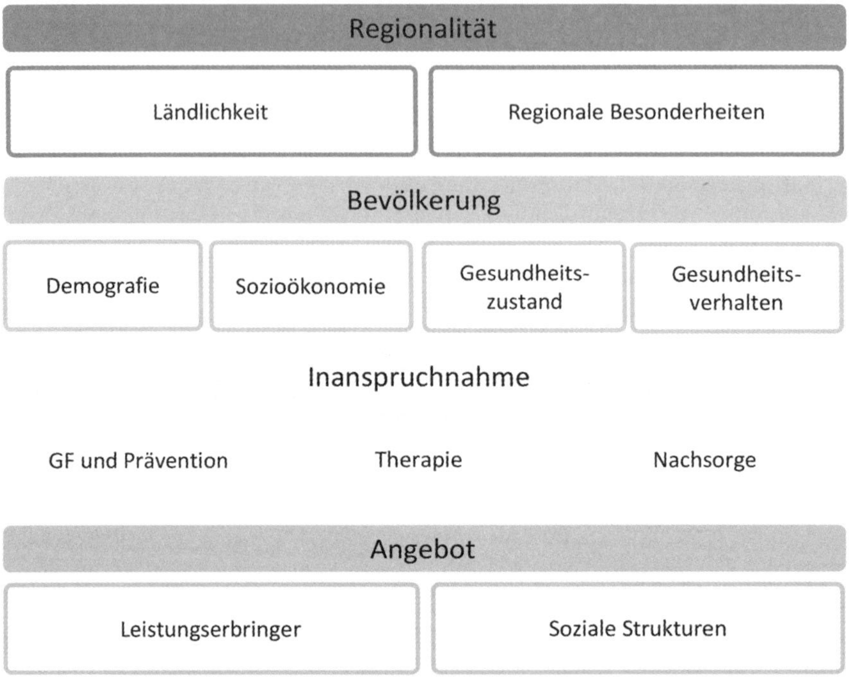

Abb. 12: Rahmenwerk zur Versorgungsstrukturanalyse und -planung

Quelle: Eigene Darstellung in Anlehnung an Framework für Indikatoren zur Beschreibung von Gesundheitssystemen, Ministerium für Soziales und Integration Baden-Württemberg, 2018, S. 42.

Nachfolgend werden die vier Dimensionen mittels abgeleiteter Faktoren exemplarisch für die Gemeinde Krummhörn untersucht. Hierzu wurden die unterschiedlichsten Datenquellen, die größtenteils öffentlich zugänglich waren, herangezogen.

4.1 Dimension Regionalität

Die Gemeinde Krummhörn gehört zum Landkreis Aurich im Bundesland Niedersachsen. Verwaltungssitz und einwohnerstärkster Ort der Gemeinde ist Pewsum. Krummhörn besteht aus 19 Ortsteilen und grenzt im Westen und Norden an die Küste der Nordsee. Mit Stand März 2020 wohnten 12.116 Einwohner auf einer Fläche von 159,2 km². Die Bevölkerungsverteilung und die Lage an der Küste stellen spezielle regionale Herausforderungen dar, die die Sicherstellung und Erreichbarkeit der Gesundheitsversorgung erschweren (Gemeinde Krummhörn, 2020).

Der Landkreis (LK) Aurich, der die Inseln Baltrum, Juist und Norderney umfasst, gehört mit einem Thünen-Index von 0,76 zu den Gebieten mit einer im Vergleich zu anderen Kreisregionen in Niedersachsen überdurchschnittlich ländlichen Struktur. Ein Indexwert größer Null bedeutet, dass eine Region überdurchschnittlich ländlich geprägt ist. Auf Gemeindeebene liegen diese Werte nicht vor (Thünen-Institut für Lebensverhältnisse in ländlichen Räumen, 2020).

In Krummhörn hat sich die Zahl der Arbeitsplätze von 2016 bis 2021 positiv entwickelt, mit einem Zuwachs von 12,3 %. Im gleichen Zeitraum lagen die Wachstumsraten im Landkreis Aurich (+4,2 %) und in Niedersachsen (+7,9 %) deutlich unter dem Wert von Krummhörn (Bertelsmann Stiftung, 2021a). Allerdings bietet die Gemeinde rein rechnerisch nur für etwa jeden zweiten sozialversicherungspflichtig Beschäftigten einen Arbeitsplatz. Infolgedessen pendeln viele Arbeitnehmer nach Emden, Norden und Aurich (Statistische Ämter der Länder, 2022). Die Bedeutung Krummhörns als Arbeitsort ist somit unterdurchschnittlich ausgeprägt.

Darüber hinaus waren 2022 etwa zwei Drittel der Haushalte (65,2 %) an das Breitbandnetz angeschlossen. Im Landkreis Aurich lag der Wert nur geringfügig höher (67,5 %), während in Niedersachsen insgesamt ein Großteil der Haushalte (87,5 %) über einen Breitbandanschluss verfügte (Bundesinstitut für Bau-, Stadt- und Raumforschung (BBSR), 2024). Die begrenzte Breitbandversorgung stellt ein Hindernis für eine mögliche Digitalisierung des Gesundheitssystems in der Region dar.

Die regionalen Gegebenheiten in Krummhörn lassen sich, wenn überhaupt, nur langfristig verändern. Daher muss die Gesundheitsversorgung an diese Bedingungen angepasst werden. Gleichzeitig sollte die Politik den Breitbandausbau konsequent vorantreiben, um das Potenzial der Region nachhaltig zu stärken.

4.2 Dimension Bevölkerung

4.2.1 Demografie

Die Bevölkerungsentwicklung in Krummhörn ist mit –2.3 % bis zum Jahr 2035 stark rückläufig (Abbildung 13).

Im Vergleich zu Niedersachsen ist der Anteil der über 80-jährigen Einwohner in Krummhörn sowie im LK Aurich mehr als doppelt so hoch (Abbildung 14). Gleichzeitig schrumpft der Anteil der erwerbstätigen Bevölkerung überproportional. Diese demografische Entwicklung bringt insbesondere Herausforderungen für die Altenpflege mit sich. Zudem ist davon auszugehen, dass auch der Bedarf an Haus- und Fachärzten sowie weiteren medizinischen Leistungserbringern steigen wird.

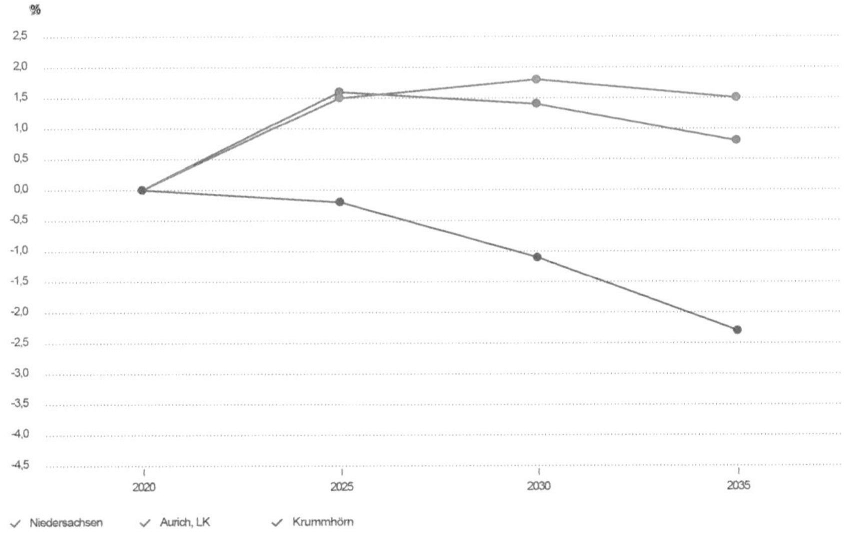

Abb. 13: Bevölkerungsentwicklung Krummhörn bis 2020 bis 2035 im Vergleich

Quelle: Bertelsmann Stiftung, 2020.

Hinweis: Aufgrund des Schwarzweißdrucks ist diese Abbildung nur eingeschränkt lesbar. Auf Anfrage beim Verlag kann eine farbige Version zur Verfügung gestellt werden.

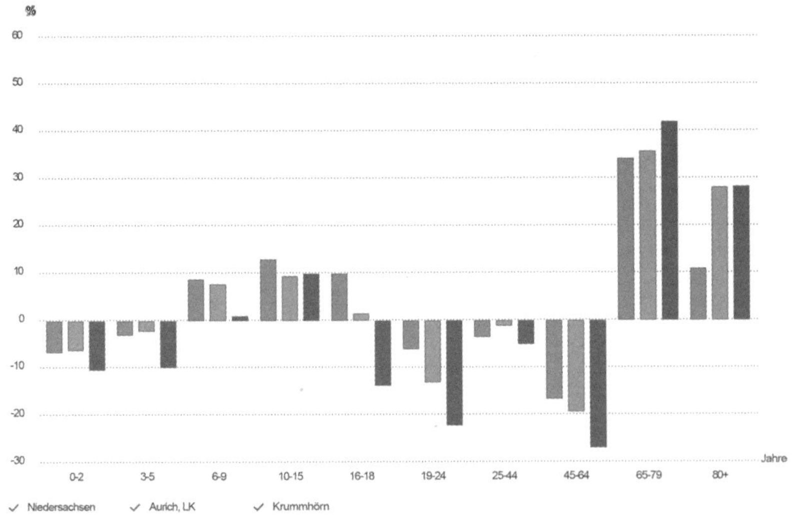

Abb. 14: Entwicklung nach Altersgruppen in Prozent (Basis 2020)

Quelle: Bertelsmann Stiftung, 2021b.

Hinweis: Aufgrund des Schwarzweißdrucks ist diese Abbildung nur eingeschränkt lesbar. Auf Anfrage beim Verlag kann eine farbige Version zur Verfügung gestellt werden.

4.2.2 Sozioökonomische Lage

Bildung, Beschäftigung, Einkommen

Der German Index of Socioeconomic Deprivation (GISD) kann Hinweise auf die sozioökonomische Lage liefern. Er wird aus der Kombination der drei Dimensionen Bildung, Beschäftigung und Einkommen gebildet, wobei jede Dimension durch drei Faktoren abgebildet wird (Abbildung 15). Ein hoher GISD korreliert mit einer niedrigeren Lebenserwartung, einer höheren Zahl an Todesfällen durch Herz-Kreislauf-Erkrankungen sowie einem gesteigerten Lungenkrebsrisiko bei Männern. Der Index bietet somit eine solide Grundlage zur Beurteilung der sozioökonomischen Lage, aus deren Ergebnissen sich versorgungsrelevante Auswirkungen ableiten lassen. Diese können wiederum Impulse für Maßnahmen zur Verbesserung der Gesundheitsversorgung geben (Michalski et al., 2022).

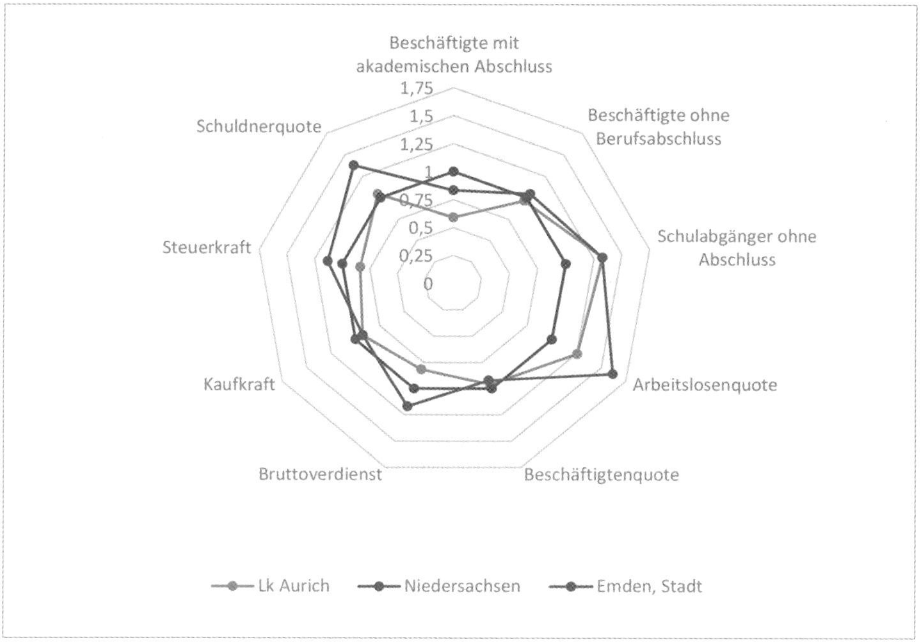

Abb. 15: GISD 2019 LK Aurich im Vergleich

Quelle: Eigene Darstellung, Datenquelle Bundesinstitut für Bau-, Stadt- und Raumforschung, 2024.
Hinweis: Aufgrund des Schwarzweißdrucks ist diese Abbildung nur eingeschränkt lesbar. Auf Anfrage beim Verlag kann eine farbige Version zur Verfügung gestellt werden.

Die sozioökonomische Deprivation des Landkreises Aurich ist vor allem auf die Dimensionen Bildung und Beschäftigung zurückzuführen. Die Arbeitslosenquote liegt deutlich über dem Durchschnitt Niedersachsens, während der Bruttoverdienst niedriger ausfällt. Zudem gibt es im Landkreis Aurich erheblich weniger

Beschäftigte mit akademischem Abschluss sowie mehr Schulabgänger ohne Abschluss als im landesweiten Vergleich.

Für die Gemeinde Krummhörn liegen lediglich sechs der für die Berechnung des GISD erforderlichen Kennzahlen auf Gemeindeebene vor – jeweils zwei pro Dimension. Die vorliegenden Daten zeigen, dass die Beschäftigungssituation in Krummhörn unproblematisch ist (Abbildung 16). Die Arbeitslosenquote liegt deutlich unter dem Landesdurchschnitt, und auch die Beschäftigungsquote entspricht dem niedersächsischen Niveau.

Im Bereich Bildung schneidet Krummhörn jedoch schlechter ab als der Landkreis Aurich insgesamt. Der Anteil der Erwerbstätigen mit akademischem Abschluss ist in der Gemeinde nochmals geringer. Da ein hoher Bildungsstand nachweislich mit gesundheitsförderlichem Verhalten und einer geringeren Krankheitslast einhergeht (Hoebel, Wachtler, Müters, Michalski & Lambert, 2021), hat der niedrige Bildungsstand direkte Auswirkungen auf die gesundheitliche Versorgung. Vor allem die Stärkung der Gesundheitskompetenz der Bevölkerung ist in diesem Zusammenhang ein zentrales Handlungsfeld, um langfristig Erkrankungen wie Adipositas und Herz-Kreislauf-Leiden zu vermeiden.

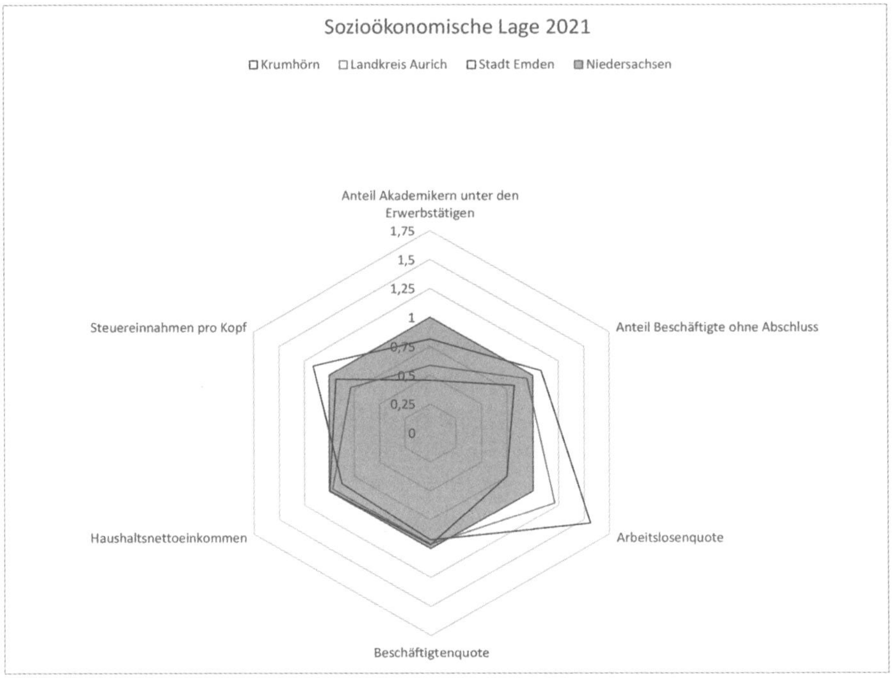

Abb. 16: Nachbildung des GISD für die Gemeinde Krummhörn 2021

Quelle: Eigene Darstellung, Datenquelle INKAR, Bundesagentur für Arbeit, 2021.
Hinweis: Aufgrund des Schwarzweißdrucks ist diese Abbildung nur eingeschränkt lesbar. Auf Anfrage beim Verlag kann eine farbige Version zur Verfügung gestellt werden.

4.2.3 Gesundheitsverhalten und Gesundheitskompetenz

Im LK Aurich gibt es 284 Sportvereine, die dem Kreissportbund angehören. Diese zählen über 65.000 Mitglieder (LandesSportBund Niedersachsen e. V. (LSB), 2024), bei ca. 190.000 Einwohnern im Landkreis (Bertelsmann Stiftung, 2023). Über ein Viertel der Mitglieder in Sportvereinen sind Kinder und Jugendliche. Dieser Anteil ist überproportional hoch, da der Anteil, der Unter-18-jährigen 16,6 % der Gesamtbevölkerung ausmacht. Vor allem Turn- und Fußballvereine sind in Niedersachsen beliebt, allerdings ist der Landesfachverband mit den drittmeisten Mitgliedern der Schützenbund. Da der Schießsport im Schützenverein nicht zwangsläufig zu einem gesunden Verhalten anregt, aber die Mitglieder in der Statistik auftauchen, könnte dies die aus gesundheitlicher Sicht tendenziell positive Bewertung der Mitgliederzahlen im Sportverein beeinflussen. Außerdem ist nicht zwangsläufig gegeben, dass sich Mitglieder in Sportvereinen auch regelmäßig sportlich betätigen.

Die GEDA-Studie des Robert-Koch-Instituts zeigt, dass vor allem ältere Menschen seltener Ausdauersport treiben, öfter rauchen und ihr Normalgewicht seltener halten, was gesundheitsschädlichem Verhalten entspricht. Andererseits essen aber vor allem ältere Menschen öfter täglich Obst und Gemüse, was gesundheitsfördernd ist. Da im Landkreis Aurich und vor allem in der Gemeinde Krummhörn der Anteil an Menschen ab 65 Jahren besonders hoch ist, lassen sich diese Ergebnisse auch auf die Situation vor Ort übertragen.

Insgesamt zeigen ältere Menschen meistens zwei bis drei Merkmale eines gesundheitsförderlichen Lebensstils, während es bei Menschen unter 30 oftmals vier oder fünf Merkmale sind. Jedoch weist Krummhörn auch einen niedrigen Bildungsstand in der Bevölkerung auf. Das geht laut GEDA-Studie mit denselben Problemen einher wie ein steigendes Alter, also einem Mangel an Ausdaueraktivität, einer höheren Raucherquote und einem Nicht-Einhalten des Normalgewichts. Außerdem essen Menschen aus der unteren Bildungsgruppe seltener täglich Obst und Gemüse. Die untere Bildungsgruppe trinkt überdies öfter risikoarm Alkohol als höher gebildete Menschen. Das legt nahe, dass Angebote zur Aufklärung über regelmäßige Bewegung und gesunde Ernährung sinnvoller sind als solche zu den Nachteilen eines risikoreichen Alkoholkonsums (Richter et al., 2021).

In ganz Niedersachsen raucht rund ein Viertel der erwachsenen Bevölkerung, was ungefähr dem bundesweiten Durchschnitt entspricht. Der Anteil rauchender Kinder und Jugendlicher ist leicht unterdurchschnittlich. Jedoch ist die normalisierte Anzahl an vom Rauchen ausgelösten Krebsfällen in Niedersachsen bei Männern und Frauen erhöht. Auch der Anteil an durch das Rauchen bedingten Todesfällen in Niedersachsen ist erhöht. Den Großteil dieser Todesfälle machen Krebserkrankungen aus, aber auch Herz-Kreislauf-Erkrankungen, Typ-2-Diabetes und Atemwegserkrankungen sind weit verbreitet (Schaller, Kahnert, Graen, Mons & Ouédraogo, 2020).

Da im Landkreis Aurich und vor allem in der Gemeinde Krummhörn der Bildungsstand niedrig ist, was mit einer höheren Raucherquote einhergeht, ist anzunehmen, dass das Rauchen auch ein Problem in der Region ist. Herz-Kreislauf-Erkrankungen, Typ-2-Diabetes und Tumore sind ebenfalls weit verbreitet im Landkreis, was ebenfalls dafür spricht, dass das Rauchen ein weit verbreitetes gesundheitsschädliches Verhalten in Krummhörn und Aurich ist. Außerdem haben Kinder in Haushalten mit einem niedrigen Sozialstatus eine höhere Passivrauchbelastung, und Kinder von rauchenden Eltern rauchen selbst öfter, wodurch dieses gesundheitsschädigende Verhalten an die kommenden Generationen weitergegeben wird (Schaller et al., 2020).

Eine groß angelegte Studie der Universität Bielefeld nennt vor allem Personen mit niedrigem Bildungsniveau, niedrigem Sozialstatus, ab 65 Jahren, mit chronischen Erkrankungen oder mit Migrationshintergrund als vulnerable Gruppe mit durchschnittlich niedriger Gesundheitskompetenz (Schaeffer et al., 2021). Im Landkreis Aurich und speziell in der Gemeinde Krummhörn leben besonders viele Menschen ab 65 Jahren und mit niedrigem Bildungsstand. Daher ist anzunehmen, dass die Gesundheitskompetenz der Bevölkerung auch in Krummhörn nicht stark ausgeprägt ist. Personen mit einer hohen Gesundheitskompetenz verhalten sich gesundheitsförderlicher, indem sie sich zum Beispiel gesünder ernähren. Die später beschriebene ausgeprägte Adipositas- und Suchtprävalenz unterstützt diese Annahme.

Die GEDA-Studie des Robert Koch-Instituts kommt zum Schluss, dass jeder dritte Deutsche eine problematische Gesundheitskompetenz aufweist, jeder achte eine inadäquate. Der Effekt des Bildungsstandes auf die Gesundheitskompetenz wird hierbei bestätigt, nicht jedoch der des Alters (Jordan & Hoebel, 2015). Außerdem zeigt die GEDA-Studie, dass unter Menschen mit einer unzureichenden Gesundheitskompetenz vor allem Adipositas deutlich weiterverbreitet ist. Unter Männern mit einer problematischen Gesundheitskompetenz kommt noch wöchentliches Rauschtrinken dazu. Insgesamt ist im Landkreis Aurich und der Gemeinde Krummhörn also eine niedrige Gesundheitskompetenz zu erwarten. Das erhöht den Bedarf an medizinischen Leistungserbringern, da mit einer sinkenden Gesundheitskompetenz chronische Krankheiten, starke körperliche Schmerzen und depressive Symptomatiken zunehmen (Jordan & Hoebel, 2015).

Vor allem die Beurteilung und Anwendung von Gesundheitsinformationen bereiten den Menschen in Deutschland Schwierigkeiten. Im Umgang mit Ärzten sehen die Menschen oft Probleme mit deren Verständlichkeit und Zeitknappheit. Auch zu verstehen, welche Rechte Patienten im Gesundheitssystem haben, fällt vielen schwer (Schaeffer et al., 2021). Bundesweit fühlen sich Männer und Frauen vor allem bei der Qualität von Alten- und Pflegeheimen schlecht informiert, wobei dies seltener auf Menschen ab 65 Jahren oder mit niedrigem sozioökonomischen Status zutrifft. Das Robert Koch-Institut folgert daraus, dass sich ältere Menschen zu diesem Thema öfter selbstständig informieren und deshalb auch besser informiert fühlen. Bezogen auf die Bedeutung sozioökonomischer Faktoren schließt es, dass der Einfluss durch unterschiedliche Erwartungshaltungen an die Qualität der Einrichtung und der Informationsbereitstellung bedingt ist. Diese Punkte sollten bei einem Modell, das nicht nur die Versorgung im Krankheitsfall, sondern auch die Gesundheitsförderung und Prävention miteinbezieht, bedacht werden.

Auch bei der Nutzung digitaler Angebote zur Gesundheitsversorgung ist die digitale Gesundheitskompetenz von Bedeutung. Die Ergebnisse einer repräsentativen Studie zeigen, dass die regelmäßige Nutzung digitaler Angebote in der deutschen Bevölkerung steigt. Hierzu gehören die Onlinesprechstunde mit dem Arzt, das Erheben von Vitaldaten oder das digitale Management von Krankheiten per App. Die Nutzung der digitalen Lösungen ist jedoch abhängig von der digitalen Gesundheitskompetenz, welche je nach Bildungsstand und Nettoeinkommen unterschiedlich stark ausgeprägt ist. Die Videosprechstunde wird beispielsweise von jedem fünften Bürger mit Hochschulreife oder -abschluss genutzt, von Bürgern mit Hauptschulabschluss hingegen nur von etwa jedem zehnten (EPatient Analytics GmbH, 2022). Insofern ist davon auszugehen, dass ebenfalls die digitale Gesundheitskompetenz unterdurchschnittlich ausgeprägt ist und dies bei der Gestaltung der Gesundheitsversorgung mittels digitaler Angebote zu berücksichtigen ist.

4.2.4 Demografische Typisierung nach der Bertelsmann Stiftung

Die Bertelsmann Stiftung teilt deutsche Städte und Gemeinden aufgrund ihrer demografischen, sozioökonomischen und regionalen Lage in elf Typen ein. Neben den demografischen Indikatoren wurden auch Urbanität, Wirtschaft und sozioökonomische Indikatoren analysiert .

Die Kommune Krummhörn wurde dem Typ 3 zugeordnet, zu dem die kleinen und mittleren Gemeinden mit moderater Alterung und Schrumpfung zählen. Damit gehört Krummhörn neben Hage zu den Gemeinden im Landkreis, die sich durch eine eher schrumpfende Bevölkerung auszeichnen (Tabelle 1).

Tab. 1: Demografietypen im Landkreis Aurich

Demografietyp	Kommune, kreisfreie Stadt
Typ 1: Stark schrumpfende und alternde Gemeinden in strukturschwachen Regionen	
Typ 2: Alternde Städte und Gemeinden mit sozioökonomischen Herausforderungen	Norden
Typ 3: Kleine und mittlere Gemeinden mit moderater Alterung und Schrumpfung	Hage, Krummhörn,
Typ 4: Stabile Städte und Gemeinden in ländlichen Regionen	Brookmerland, Großefehn, Großheide, Hinte, Südbrookmerland, Wiesmoor
Typ 5: Moderat wachsende Städte und Gemeinden mit regionaler Bedeutung	
Typ 6: Städte und Wirtschaftsstandorte mit sozioökonomischen Herausforderungen	Aurich, Emden

Tab. 1: *(Fortsetzung)*

Typ 7: Großstädte und Hochschulstandorte mit heterogener sozioökonomischer Dynamik	
Typ 8: Wohlhabende Städte und Gemeinden in wirtschaftlich dynamischen Regionen	Ihlow
Typ 9: Wachsende familiengeprägte ländliche Städte und Gemeinden	
Typ 10: Wohlhabende Städte und Gemeinden im Umfeld von Wirtschaftszentren	
Typ 11: Sehr wohlhabende Städte und Gemeinden in Regionen der Wissensgesellschaft	

Quelle: Eigene Darstellung, Datenquelle INKAR, Bundesagentur für Arbeit, 2021.

Die Zuordnung zum Typ 3 erfolgte aufgrund der Tendenz zur Ländlichkeit, einer alternden und schrumpfenden Bevölkerung, der durchschnittlichen Kaufkraft und unterdurchschnittlichen Armutslage. Die Daten der Bertelsmann Stiftung bestätigen die bisherigen regionalen und bevölkerungsbezogenen Analysen. Im Vergleich zu anderen Kommunen des Demografietyps 3 fällt auf, dass in Krummhörn noch einmal deutlich weniger hochqualifizierte Menschen leben und arbeiten. Außerdem ist die Kaufkraft geringer als in anderen Kommunen des Demografietyps 3. Auch der natürliche Saldo und die zurückliegende Bevölkerungsentwicklung fallen noch einmal deutlich negativer auf (Abbildung 17). Das zeigt erneut, dass Krummhörn vor allem für hochgebildete Menschen nicht attraktiv ist. Außerdem ist die Bevölkerungsentwicklung ein weiteres Anzeichen für eine Überalterung der Gesellschaft in Krummhörn.

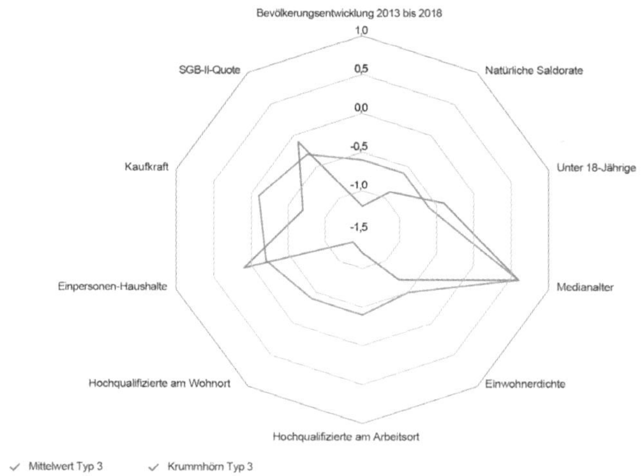

Abb. 17: Ausprägung sozioökonomischer Merkmale im Vergleich zu Mittelwert Typ 3

Quelle: Bertelsmann Stiftung, 2020c.
Hinweis: Aufgrund des Schwarzweißdrucks ist diese Abbildung nur eingeschränkt lesbar. Auf Anfrage beim Verlag kann eine farbige Version zur Verfügung gestellt werden.

4.2.5 Gesundheitszustand: Mortalität und Morbidität

Die Gemeinde Krummhörn ist gekennzeichnet durch eine überdurchschnittlichen Sterblichkeit, die sich in den nächsten Jahren verschärfen wird (Abbildung 18). Während die Sterblichkeit heute vergleichbar mit der des LK Aurich ist, wird sie sich bis 2035 deutlich davon absetzen.

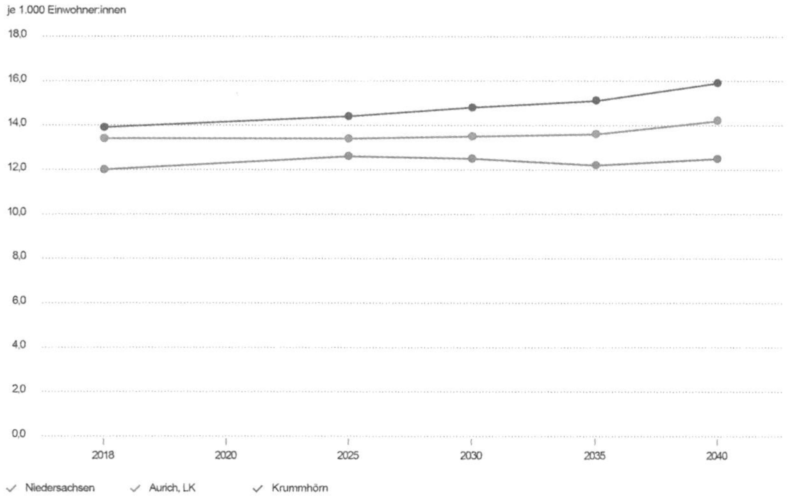

Abb. 18: Sterbefälle je 1000 Einwohner

Quelle: Bertelsmann Stiftung, 2020d.
Hinweis: Aufgrund des Schwarzweißdrucks ist diese Abbildung nur eingeschränkt lesbar. Auf Anfrage beim Verlag kann eine farbige Version zur Verfügung gestellt werden.

Zu den fünf Haupttodesursachen in Krankenhäusern im LK Aurich zählen Erkrankungen des Herz-Kreislaufsystems, Neubildungen, Erkrankungen des Atmungssystems, psychische Erkrankungen und Covid-19 (Abbildung 19). Die Todesfälle aufgrund von Herz-Kreislauferkrankungen und Neubildungen machen fast zwei Drittel aller Todesfälle aus. Damit sind vor allem Herz-Kreislauferkrankungen ein Treiber der überdurchschnittlich hohen Sterblichkeit in Krummhörn. Da Menschen über 65 häufiger an Herz-Kreislauf-Erkrankungen sterben als Jüngere (Statistisches Bundesamt (Destatis), 2017), liegt es nahe, dass die erhöhte Sterblichkeit auf die alternde Bevölkerung in Krummhörn zurückzuführen ist.

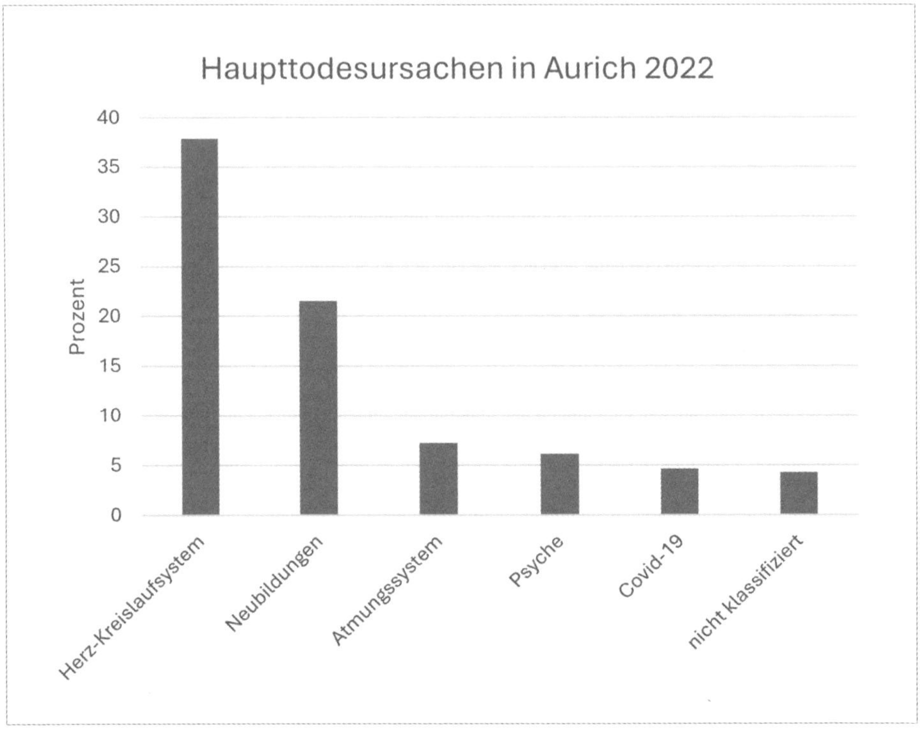

Abb. 19: Haupttodesursachen im LK Aurich 2022

Quelle: Eigene Darstellung, Datenquelle: Landesamt für Statistik Niedersachsen (LSN), 2023.

Im Landkreis Aurich sind einige Krankheiten stärker verbreitet als im bundesweiten Vergleich (Abbildung 20). Das sind vor allem Adipositas und deren Begleiterkrankungen wie Diabetes, Asthma und Herzinsuffizienz. Auch Brustkrebs und Suchterkrankungen (Drogen- und Alkoholmissbrauch) kommen im Landkreis deutlich häufiger vor als in ganz Deutschland. Obwohl im LK überdurchschnittlich viele alte Menschen leben, ist Demenz jedoch nicht stärker verbreitet als in ganz Deutschland (Barmer Institut für Gesundheitssystemforschung (bifg), 2021).

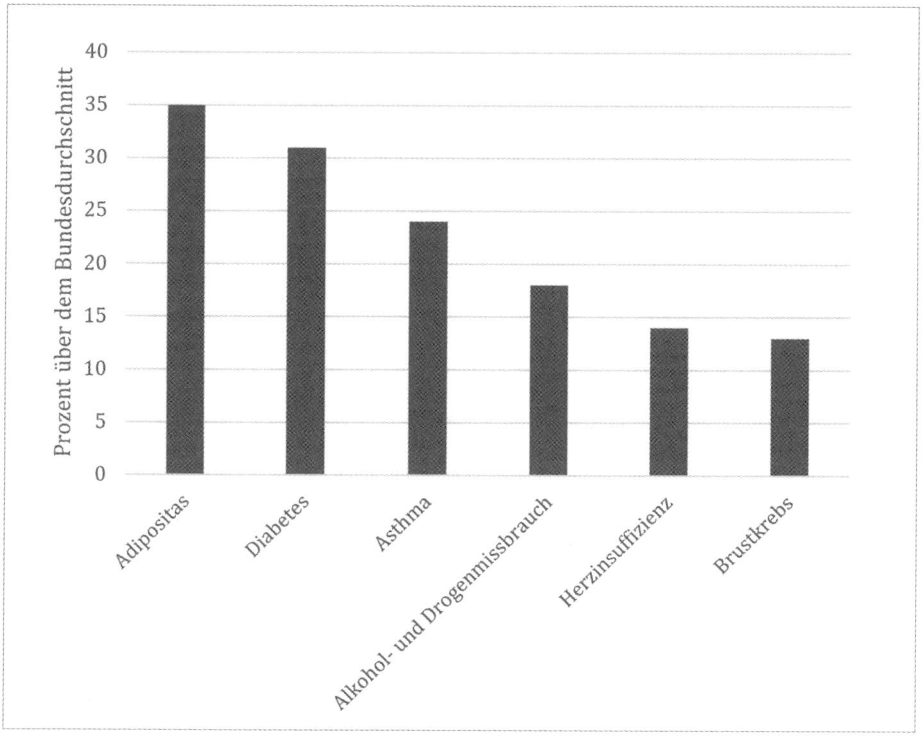

Abb. 20: Über dem Bundesdurchschnitt liegende Krankheitsbilder im LK Aurich

Quelle: Eigene Darstellung, Datenquelle: Barmer Institut für Gesundheitssystemforschung (bifg), 2021.

Im Rahmen der Schuleingangsuntersuchungen (SEU) werden bundesweit regelmäßig und standardisiert Daten von Kindern im Alter von vier bis sieben Jahren erhoben, mit dem Ziel, die Schulreife zu beurteilen. Dazu zählen beispielsweise die Körpergröße und das Gewicht der Kinder. Im Durchschnitt lag die Adipositasprävalenz im Jahr 2015 bei vier Prozent und variierte auf Kreisebene von 0,5 % bis 8,4 %, wobei der Landkreis Aurich am oberen Ende der Skala liegt. Genaue Zahlen wurden zwar angefragt, aber bisher nicht zur Verfügung gestellt. Das Auftreten von Adipositas lag bei Landkreisen mit einem stark ausgeprägten Grad der regionalen Deprivation gemäß dem German Index of Socioeconomic Deprivation (GISD) im Durchschnitt bei 5,2 %. Auch eine dünne Besiedlung geht im Durchschnitt mit einer höheren Adipositasprävalenz einher (Kühnelt, Starker, Varnaccia & Schiekiewitz, 2023). Adipositas scheint im LK Aurich also ein gesamtgesellschaftliches Problem zu sein, da bereits Kinder betroffen sind und Erwachsene später Folgeerkrankungen entwickeln. Auch für Herz-Kreislauf-Erkrankungen, die für die meisten Todesfälle und Krankenhausaufenthalte in der Region verantwortlich sind, stellt Adipositas einen Risikofaktor dar (Thefeld, 2000). Es zeigt sich, dass der Gesundheitszustand der Bevölkerung von der sozioökonomischen Lage in der Region beeinflusst wird.

Bei den behandelten Fällen im Krankenhaus zeigt sich, dass die meisten Patienten aufgrund von Herz-Kreislauferkrankungen aufgenommen werden (Abbildung 21). Weitere häufige Erkrankungsgruppen sind die des Verdauungssystems, des Atmungssystems, Verletzungen und Vergiftungen sowie psychische Störungen.

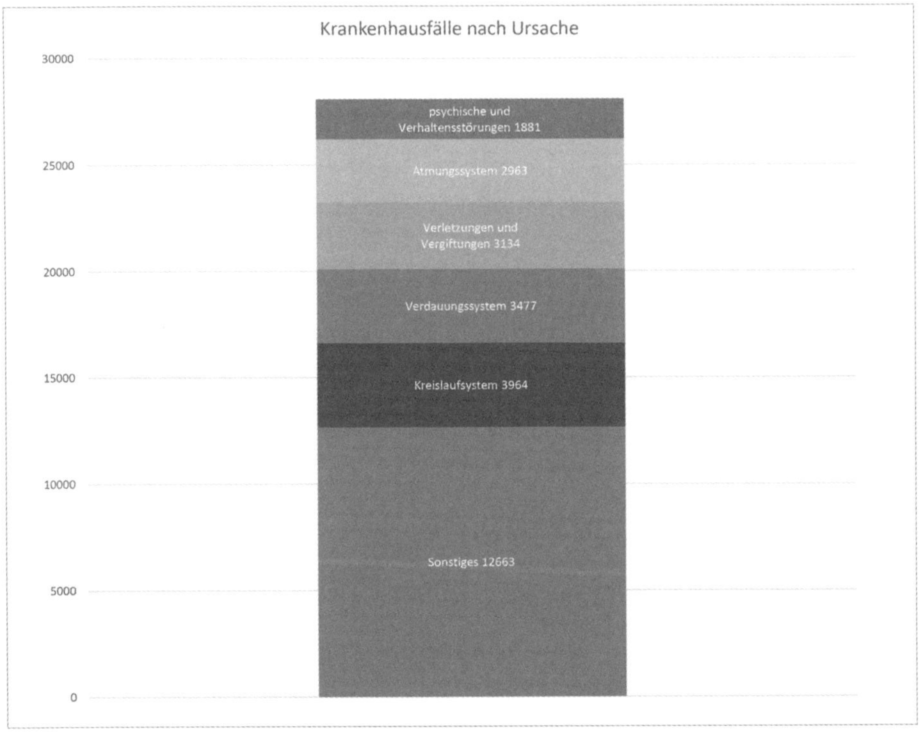

Abb. 21: Über dem Bundesdurchschnitt liegende Krankheitsbilder im LK Aurich

Quelle: Eigene Darstellung, Datenquelle: Landesamt für Statistik Niedersachsen (LSN), 2023.

4.3 Dimension Inanspruchnahme

4.3.1 Gesundheitsförderung und Prävention

Laut Empfehlung der ständigen Impfkommission (STIKO) des Robert Koch-Instituts (RKI) zählt die Grippeschutzimpfung zu den bedeutsamen Maßnahmen der Prävention. Diese Impfung wird für alle Menschen ab 60 Jahren und altersunabhängig mit dem Einhergehen von bestimmten Erkrankungen empfohlen. Das Ziel der WHO, dass 75 % der Bevölkerung über 60 Jahre gegen Influenza geimpft sein sollte, wird aktuell in Deutschland (43 %) und Niedersachsen

(52,33 %) nicht erreicht. Lokale Zahlen für Krummhörn und den LK Aurich liegen nicht vor (Robert-Koch-Institut (RKI), 2022a).

Bei den von der Stiko empfohlenen Impfungen für Kinder sind die Impfquoten im Landkreis Aurich teilweise deutlich niedriger als in ganz Niedersachsen (Abbildung 22). Ein durch den unterschiedlichen Zeitpunkt der Datenerhebung bedingter Effekt kann nicht ausgeschlossen werden (Robert-Koch-Institut (RKI), 2022b). Lokale Daten für die Gemeinde Krummhörn standen zum Zeitpunkt der Auswertung nicht zur Verfügung.

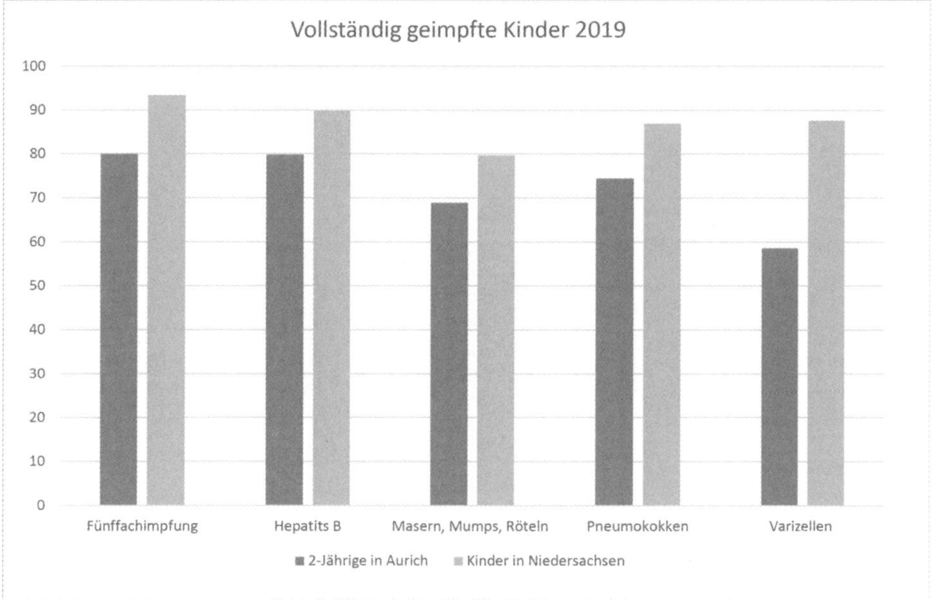

Abb. 22: Anteil vollständig geimpfter Kinder 2019

Quelle: Eigene Darstellung, Datenquelle Robert-Koch-Institut (RKI), 2022b.

Bei der Impfung gegen Humane Papillomaviren (HPV), die Mädchen und Jungen vor Krebs bewahren kann, sind bundesweit 51 % der 15-jährigen Mädchen und bei 17 % der Jungen vollständig geimpft. Auch wenn die Impfquoten in Niedersachen über dem Bundesdurchschnitt liegen, wird die von der WHO empfohlene Impfquote nicht erreicht. Diese soll bis zum Jahr 2030 mindestens 90 % bei den Mädchen sowie eine spürbare Erhöhung bei den Jungen erreichen (Robert-Koch-Institut (RKI), 2022a).

Zu den allgemeinen Bedarfen zur Gesundheitsförderung und Prävention führte der Landkreis Aurich 2021 aus Sicht von Gesundheitsrichtungen eine Befragung durch. Befragt wurden 939 Adressaten, darunter Bildungseinrichtungen, Pflegeheime, Vereine und Verwaltungen des Landkreises, von denen 321 Teilnehmer den Fragebogen komplett ausfüllten. Die Befragten nutzen bereits präventive

Angebote, insbesondere zu den Themenfeldern Bewegung, psychosoziale Gesundheit und Ernährung. Die Wichtigkeit dieser drei Themenfelder für zukünftige Aktivitäten wird bestätigt sowie ein zusätzlicher Bedarf beim Thema Medienkonsum gesehen (Abbildung 23). Notwendigkeiten werden in jeder Altersgruppe und insbesondere bei Kindern von vier bis elf Jahren und den Erwachsenen im erwerbstätigen Alter sowie bei Kindern und Jugendlichen aus suchtbelasteten Familien gesehen (Liebl-Wachsmuth, 2021).

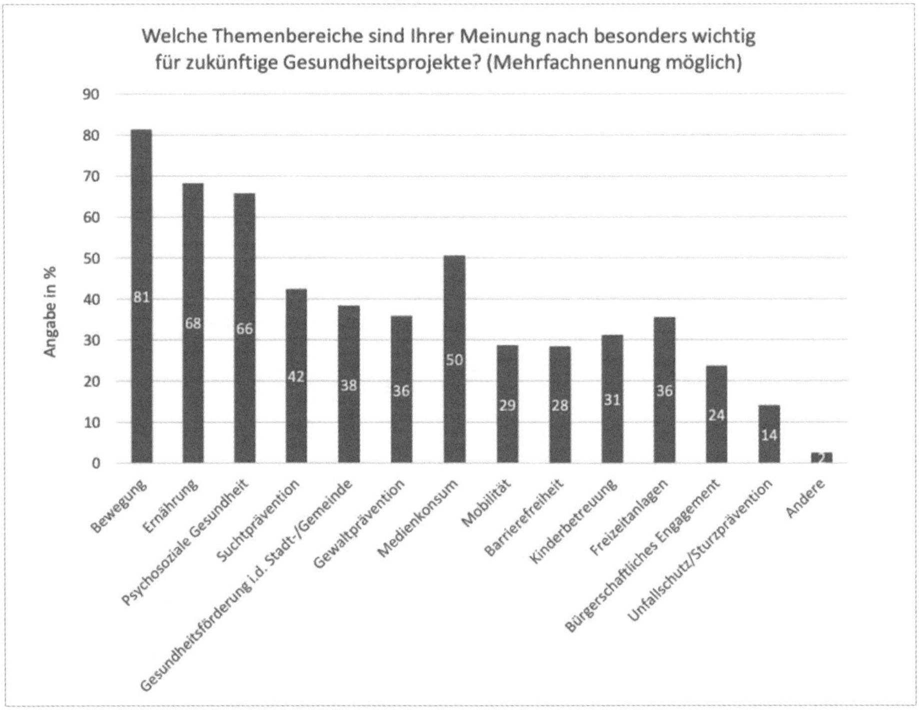

Abb. 23: Bedarfe zu den Themen Gesundheit im LK Aurich

Quelle: Liebl-Wachsmuth, 2021, S. 21.

4.3.2 Vertragsärztliche Inanspruchnahme

Die in der Gemeinde Krummhörn ansässigen Hausärzte verzeichnen seit 2020 einen Anstieg an Fällen, die über die Kassenärztliche Vereinigung Niedersachsen (KVN) abgerechnet werden (Abbildung 24). Unter der Annahme, dass die Hausarztpraxen keine Patienten aus anderen Kommunen behandeln, wird im Durchschnitt jeder Einwohner Krummhörns fünf Mal im Jahr beim Hausarzt vorstellig.

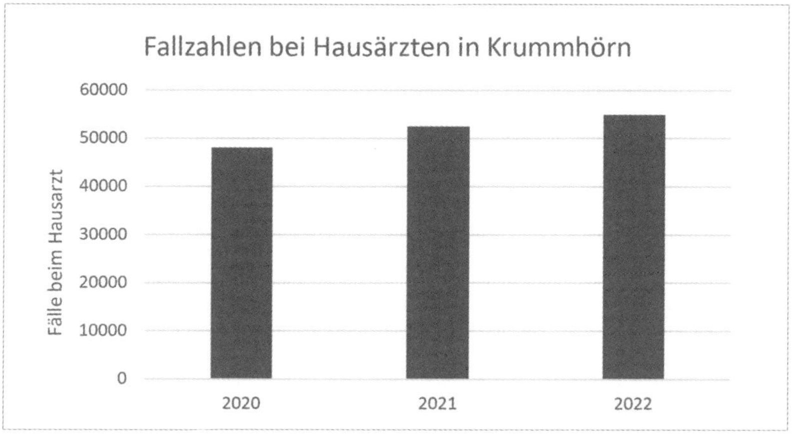

Abb. 24: Fallzahlen bei Hausärzten in Krummhörn mit steigender Tendenz
Quelle: Eigene Darstellung, Datenquelle: Kassenärztliche Vereinigung Niedersachsen (KVN), 2024.

In Krummhörn ist eine Frauenarztpraxis ansässig. Die Fallzahlen der KVN für die Jahre 2019 bis 2021 zeigen eine sinkende Tendenz (Abbildung 25). Ein Effekt, bedingt durch die Coronapandemie 2020/21, kann nicht vollständig ausgeschlossen werden. Während der Pandemie waren Sprechzeiten bei Frauenärzten oft eingeschränkt (Aristo Pharma GmbH, 2020) und Hygienemaßnahmen könnten Patientinnen abgeschreckt haben. Dass die Fallzahlen im ersten Quartal 2020, zur Zeit der stärksten politischen Maßnahmen, jedoch nicht übermäßig stark eingebrochen sind, spricht gegen einen pandemiebedingten Effekt und für einen allgemeinen Trend.

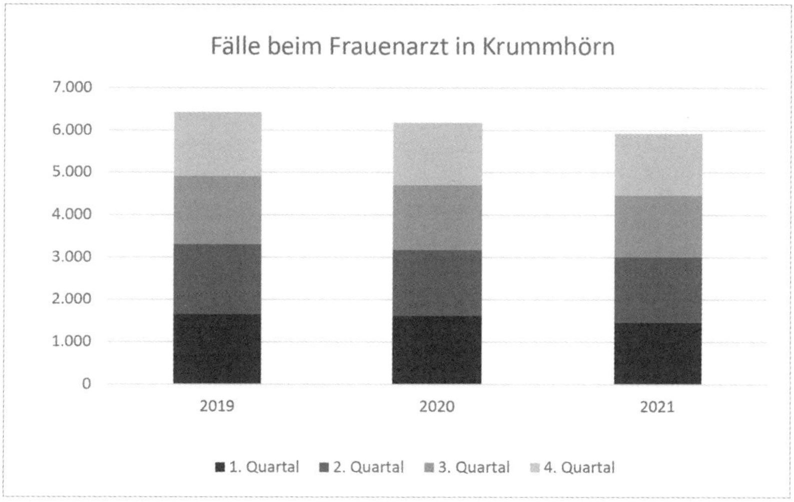

Abb. 25: Fallzahlen beim Frauenarzt in Krummhörn sinken leicht
Quelle: Eigene Darstellung, Datenquelle: Kassenärztliche Vereinigung Niedersachsen (KVN), 2024.

Das Zentralinstitut der Kassenärztlichen Versorgung (ZI) hat die Inanspruchnahme der vertragsärztlichen Leistung prognostiziert. Es wurde der relative Beanspruchungsindex (rBIX) ermittelt, welcher die prognostizierte ärztliche Inanspruchnahme für 2035 im Vergleich zum Basisjahr 2019 wiedergibt. Dabei wurden sich ändernde Einwohnerzahlen sowie die durchschnittliche jährliche Veränderung der Inanspruchnahme von 2011 bis 2019 berücksichtigt. In der Studie wurde davon ausgegangen, dass die Bevölkerungszahl bis 2030 bzw. 2035 im ländlichen Raum leicht zurückgeht, während sie im urbanen Raum leicht zunimmt. Der rBIX im Landkreis Aurich auf Ebene der Behandlungsfälle verläuft gleichbleibend oder wird stärker prognostiziert. Lediglich die Beanspruchung von Frauenärzten wird sinken (Abbildung 26). Die höchste Mehrbeanspruchung zeigt sich bei Psychotherapeuten (+17 %). Diese Entwicklung folgt dem landesweiten Trend. Deutlich stärker als in Niedersachsen wird in Aurich die Inanspruchnahme an Hausärzten, Augenärzten, Hautärzten und Urologen steigen (Hering, Schulz & Czihal, 2023). Diese Entwicklung ist aufgrund der stark alternden Bevölkerung nachvollziehbar. Es liegt zwar keine Prognose für die Gemeinde Krummhörn vor, jedoch ist davon auszugehen, dass die Effekte sich zumindest, so wie im Landkreis oder aufgrund des überdurchschnittlichen Alterungseffekts in Krummhörn, tendenziell stärker entwickeln werden.

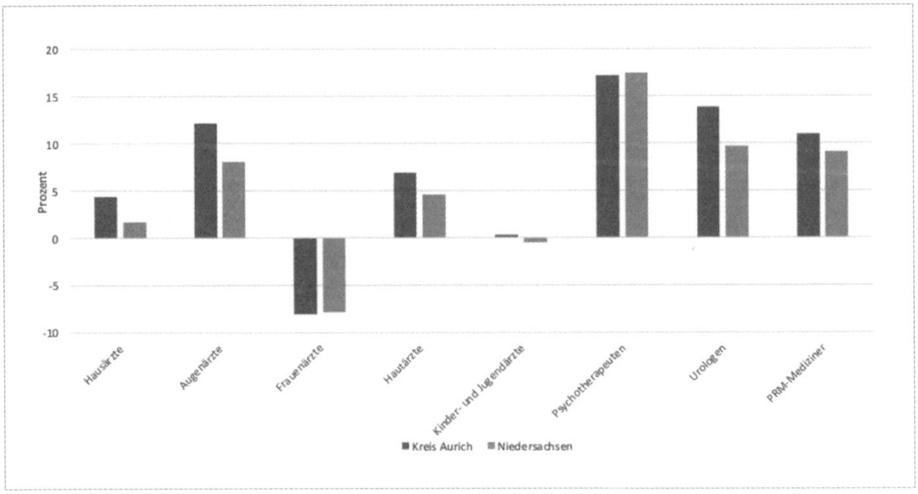

Abb. 26: Relative Beanspruchung von Vertragsärzten im Jahr 2035

Quelle: Eigene Darstellung, Datengrundlage: Hering et. al, 2023.
Relativer Beanspruchungsindex (rBIX) 2035, Berücksichtigung der Bevölkerungsprognose und der durchschnittlichen jährlichen prozentualen Veränderungsraten der Inanspruchnahme 2011 bis 2019.

4.3.3 Krankenhaus und Rehabilitation

Im LK Aurich wird die Errichtung eines Zentralklinikums in der Gemeinde Südbrookmerland geplant (Landkreis Aurich, 2023). Aufgrund dieser Aktivitäten und der damit einhergehenden Analyse der Versorgungsstrukturen der Krankenhauslandschaft wird davon ausgegangen, dass die Sicherstellung der stationären medizinischen Versorgung dort mitbetrachtet und geplant wird. Deshalb wird im Rahmen dieser Arbeit dieses Themenfeld nicht weiter analysiert. Dies gilt ebenso für die Leistungen zur stationären Rehabilitation, da diese nicht wohnortnah stattfinden müssen.

4.3.4 Pflegeleistungen

Die Pflegebedürftigkeit im Landkreis Aurich liegt etwa 1,5 % über dem Durchschnitt von Niedersachsen (Abbildung 27). Für Krummhörn liegen diese Daten nicht vor.

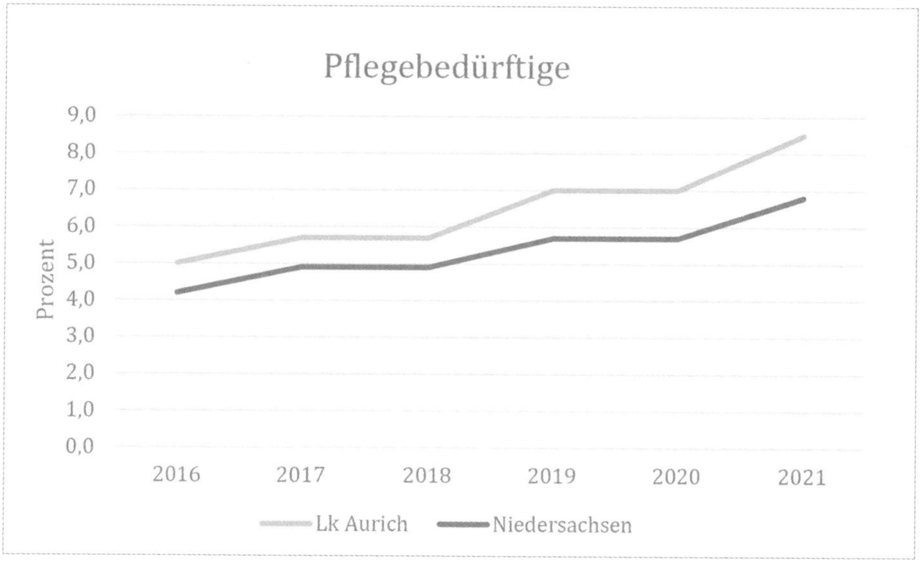

Abb. 27: Anteil Pflegebedürftiger im Vergleich LK Aurich und Niedersachen
Quelle: Eigene Darstellung, Datenquelle: Landesamt für Statistik Niedersachsen (LSN), 2023).

Der Großteil der Pflegebedürftigen im Landkreis Aurich gehört zur Gruppe der Pflegegeldempfänger. Der Anteil ist noch einmal deutlich höher als in Niedersachsen (Abbildung 28). Außerdem ist auffällig, dass in Aurich nur knapp über 10 % der Pflegebedürftigen vollstationär betreut werden, in Niedersachsen sind es ca. 18 %. Dafür werden in Aurich leicht mehr Pflegebedürftige teilstationär oder ambulant betreut als im Landesvergleich (Landesamt für Statistik Niedersachsen (LSN), 2023).

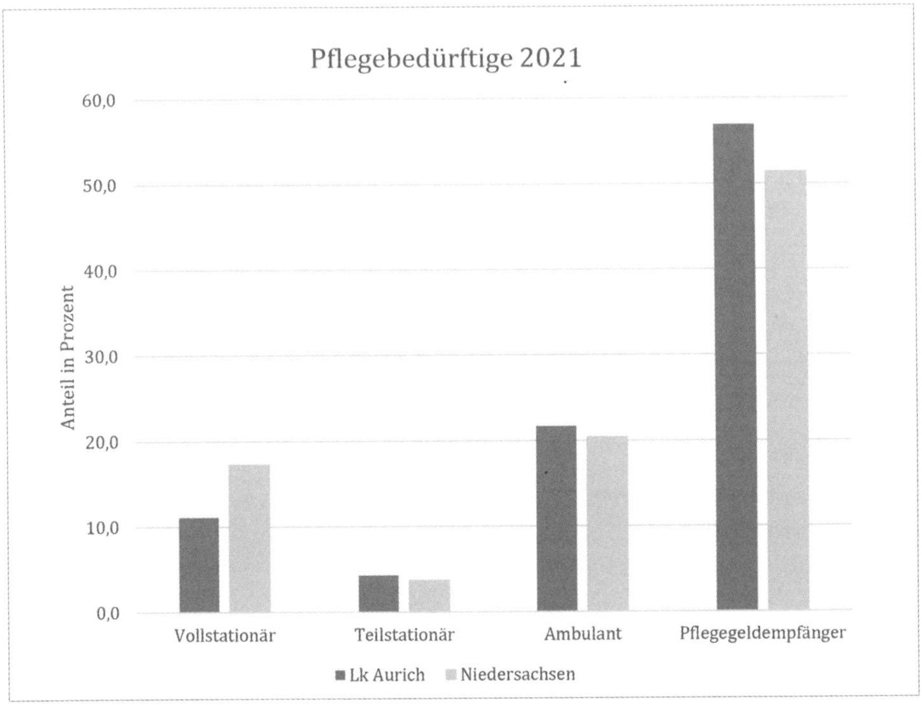

Abb. 28: Betreuung der Pflegebedürftigen im Landkreis Aurich

Quelle: Eigene Darstellung, Datenquelle: Landesamt für Statistik Niedersachsen (LSN), 2023).

Auch eine Altersbereinigung der Daten zeigt denselben Trend (Abbildung 29). Im Landkreis Aurich gibt es, normalisiert auf die Zahl der über 65-Jährigen, deutlich mehr pflegebedürftige Leistungsempfänger als in ganz Niedersachsen. Sie werden häufiger ambulant durch Pflegedienste und seltener vollstationär im Pflegeheim betreut.

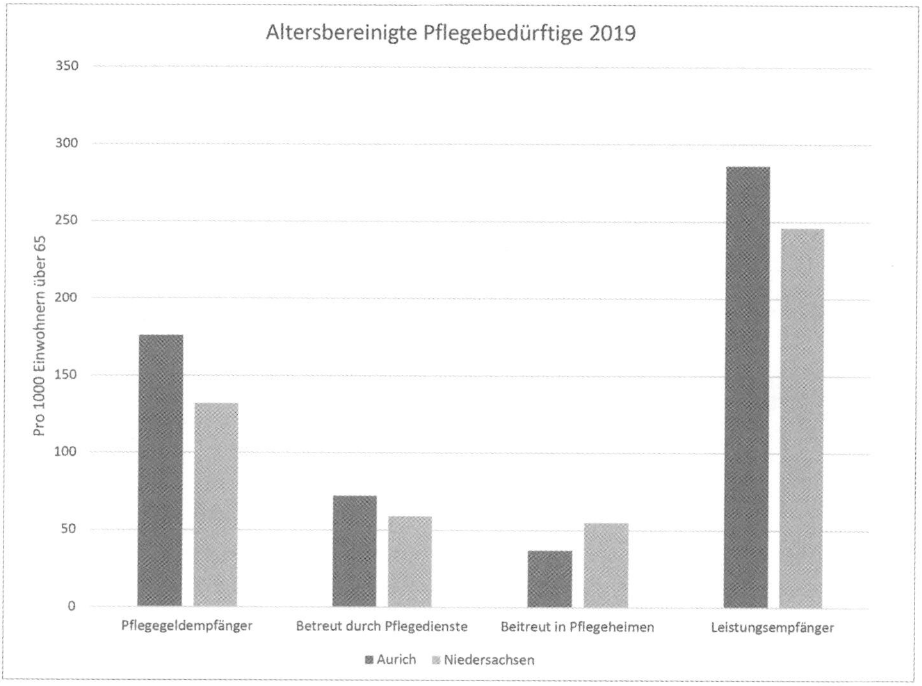

Abb. 29: Betreuung der Pflegebedürftigen altersbereinigt

Quelle: Eigene Darstellung, Datenquelle: Landesamt für Statistik Niedersachsen (LSN), 2023).

Die Verteilung der Pflegegrade im Landkreis Aurich kann dieses Phänomen nicht erklären. Tendenziell sind Pflegebedürftige mit Pflegegrad 4 und 5 öfter vollstationär untergebracht als Pflegebedürftige mit niedrigeren Pflegegraden. Doch in Aurich gibt es sogar leicht mehr Pflegebedürftige mit hohen Pflegegraden als in ganz Niedersachsen (Abbildung 30). Die Verteilung der Pflegegrade könnte dadurch erklärt werden, dass im Landkreis Aurich der Anteil an Menschen, die über 80 Jahre alt sind, deutlich erhöht ist. Tendenziell steigt mit zunehmendem Alter nämlich der Pflegegrad.

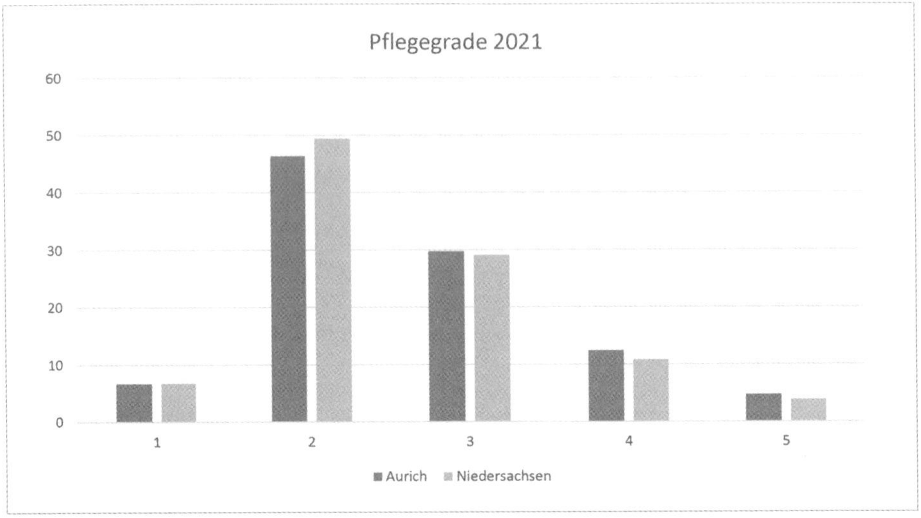

Abb. 30: Verteilung der Pflegegrade im Landkreis Aurich

Quelle: Eigene Darstellung, Datenquelle: Landesamt für Statistik Niedersachsen (LSN), 2023).

Prognosen gehen bei konstanten Pflegequoten in Niedersachsen von einem Anstieg der Pflegebedürftigen um 14 % bis zum Jahr 2035 und 38 % bis zum Jahr 2055 aus (Destatis, 2023). Da die Bevölkerung im Landkreis Aurich deutlich älter ist als die des gesamten Bundeslandes, könnte der Anstieg an Pflegebedürftigen dort noch stärker ausfallen.

Insgesamt ist die Pflege von entscheidender Bedeutung für eine gelingende kommunale Gesundheitsversorgung, vor allem durch den erhöhten Anteil Pflegebedürftiger im LK Aurich. Zudem gibt es eine ausgeprägte Ruhestandswanderung in den LK Aurich, mit 5,48 Ruhestandswanderern pro 1000 Einwohnern über 65 Jahre war diese Kennzahl 2021 fast viermal höher als in ganz Niedersachsen (Bundesinstitut für Bau-, Stadt- und Raumforschung (BBSR), 2024). Daher sollte die Vermeidung und Versorgung von Pflegebedürftigkeit zu einem Haupthandlungsfeld in der Kommune werden.

4.4 Dimension Angebotsstrukturen

Das Sozialstaatsprinzip in Deutschland erfordert die Gleichwertigkeit der Lebensverhältnisse. Um gleichwertige Lebensverhältnisse für alle Bewohner herzustellen, ist ein ortsnaher Zugang zu Leistungen der Daseinsvorsorge und zur medizinischen und pflegerischen Versorgung notwendig. Die Versorgung mit Hausärzten sollte dabei flächendeckend zur Verfügung gestellt werden, da diese eine zentrale Rolle bei der Gesundheitsversorgung in Deutschland einnehmen (Lübking, 2020). Im weiteren Verlauf werden die Angebotsstrukturen sowie deren Entwicklung bis zum Jahr 2035 analysiert.

4.4.1 Gesundheitsförderung und Prävention

Von den Teilnehmern der 2021 durchgeführten Befragung im LK Aurich zum Themenfeld Gesundheitsförderung und Prävention gaben 44 % an, dass Angebote zur Gesundheitsförderung und Prävention vorliegen, insbesondere zu Bewegung (62 %), psychosozialer Gesundheit (51 %) und Ernährung (43 %). Angebote zur Suchtprävention (23 %) blieben hinter den anderen Bereichen zurück (Abbildung 31). Aktive Kooperationspartner für die Themen sind vor allem Kreisverwaltungen, Sportvereine, Krankenkassen und Schulen. Gleichzeitig besteht hier der Wunsch nach dem Ausbau der Kooperationen mit diesen Akteuren. Auch stärkere Aktivitäten durch Städte und Gemeinden werden gewünscht (Liebl-Wachsmuth, 2021). Das bestehende Angebot wird im LK wahrgenommen und geschätzt, ist jedoch ausbaufähig.

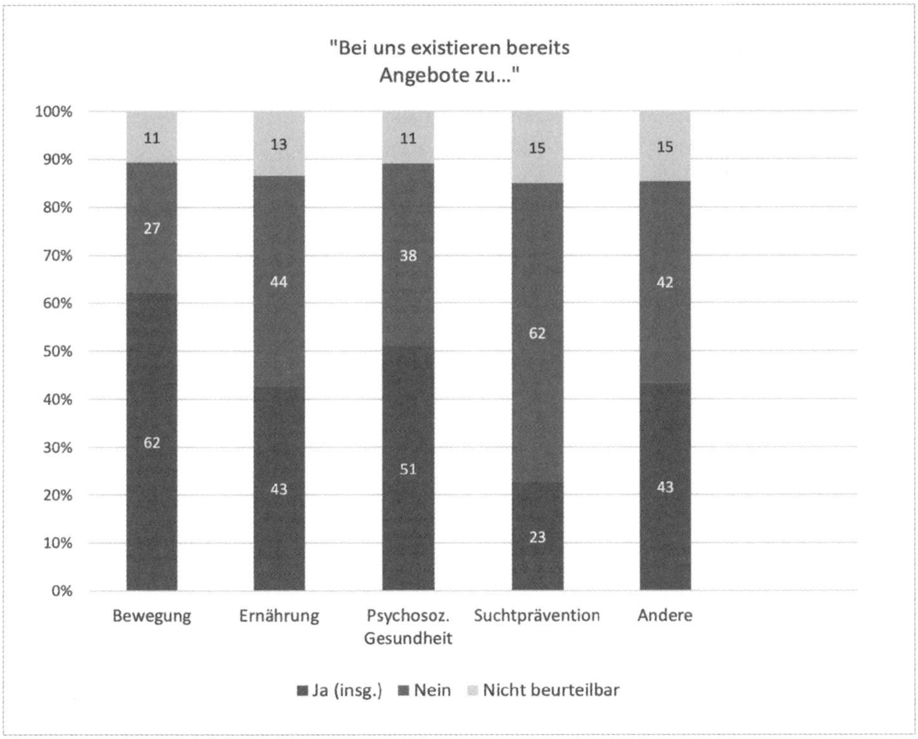

Abb. 31: Angebote Gesundheitsförderung und Prävention im LK Aurich
Quelle: Liebl-Wachsmuth, 2021, S. 8.

4.4.2 Vertragsärztliche Versorgung

Das Angebot an ärztlichen Leistungen wird einerseits von der Anzahl der zur Verfügung stehenden Ärzte sowie andererseits von deren tatsächlich erbrachten Leistungen bestimmt. Die Anzahl an Ärzten wird durch den erwarteten Zuwachs an Ärzten in der Region und den Abgang durch das altersbedingte Ausscheiden beeinflusst. Steigende Teilzeitquoten, der Trend zu geregelten Arbeitszeiten und zum Angestelltenverhältnis bei Ärzten führen zu einer Verringerung der geleisteten Arbeitsstunden (Nolting et al., 2021). Mit Stand vom Februar 2024 weisen fast alle Versorgungsgrade für den Landkreis Aurich über 100 % auf. Nur bei den HNO-Ärzten besteht ein Versorgungsgrad von 77,6 % (Kassenärztliche Vereinigung Niedersachsen (KVN), 2024b).

Auch wenn sich aktuell anhand der Versorgungsgrade keine ausgeprägte Unterversorgung erkennen lässt, ist eine Prognose der Versorgungsgrade notwendig, um einen drohenden Ärztemangel rechtzeitig zu erkennen und entsprechende Maßnahmen einzuleiten. Die Autoren Thomsen, Ingwersen und Weilage nutzten dafür die Prognose der Anzahl an Ärzten in Kombination mit der Prognose der Bevölkerung in Niedersachsen. Diese Studie greift auf bereits erhobene Daten des Arztregisters der Kassenärztlichen Vereinigung sowie auf Bevölkerungsdaten des Statistischen Bundesamtes zurück (Thomsen, Ingwersen & Weilage, 2022). Weiterhin wird eine Prognose des Zentralinstituts der Kassenärztlichen Versorgung (ZI) zur zukünftigen Beanspruchung von Vertragsärzten sowie die Analyseergebnisse zur Entwicklung im hausärztlichen Bereich, die vom IGES Institut im Auftrag der Robert Bosch Stiftung erstellt wurden, für die Berechnungen herangezogen.

Die Ergebnisse zeigen, dass bis 2035 ein Rückgang der Hausärzte von mehr als einem Fünftel zu erwarten ist und dem überwiegenden Teil der ländlichen Mittelbereiche eine Unterversorgung bevorsteht (Abbildung 32). Die steigende Spezialisierung der Ärzteschaft verschärft die Engpässe bei den Hausärzten weiter (Thomsen et al., 2022).

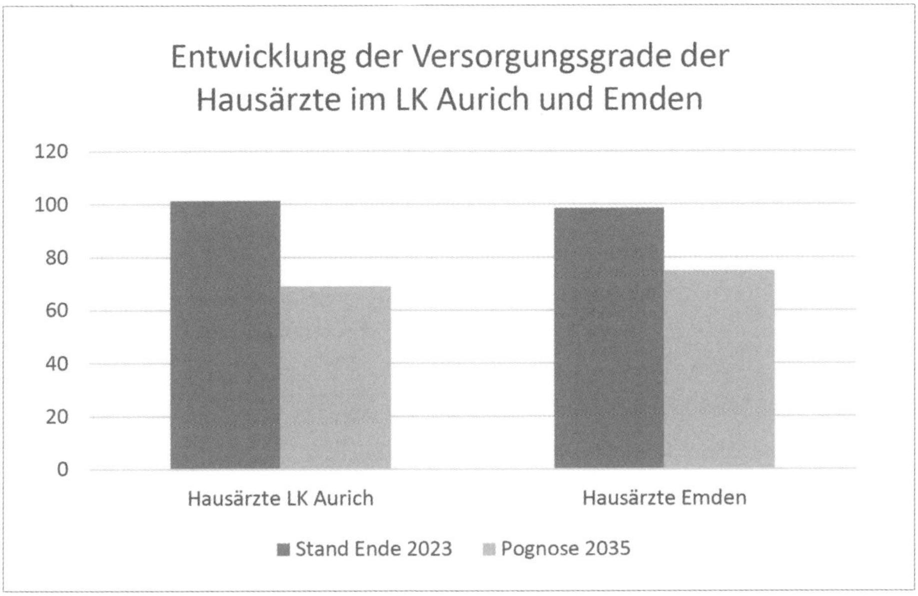

Abb. 32: Angebote Gesundheitsförderung und Prävention im LK Aurich

Quelle: Eigene Darstellung, Datenquellen: Kassenärztliche Vereinigung Niedersachsen (KVN), 2024b; Thomsen et al., 2022.

Bei den Fachärzten selbst droht bis 2035 eine Unterversorgung in vielen Regionen Niedersachsens, aufgrund des Rückgangs von bis zu 50 %, insbesondere bei den Nervenärzten, HNO-Ärzten, Kinder- und Jugendärzten, Urologen, Hautärzten, Radiologen und Transfusionsmedizinern. Eine Überversorgung wird in einzelnen Arztgruppen prognostiziert, beispielsweise bei den Kinder- und Jugendpsychiatern. Im Landkreis Aurich wird vor allem bei Augenärzten, Frauenärzten, Hautärzten, Kinder- und Jugendärzten, Psychotherapeuten und Urologen ein Rückgang auf bis zu 50 % der Regelversorgung erwartet. Bei Nervenärzten könnte der Versorgungsmangel sogar noch stärker ausfallen (Abbildung 33).

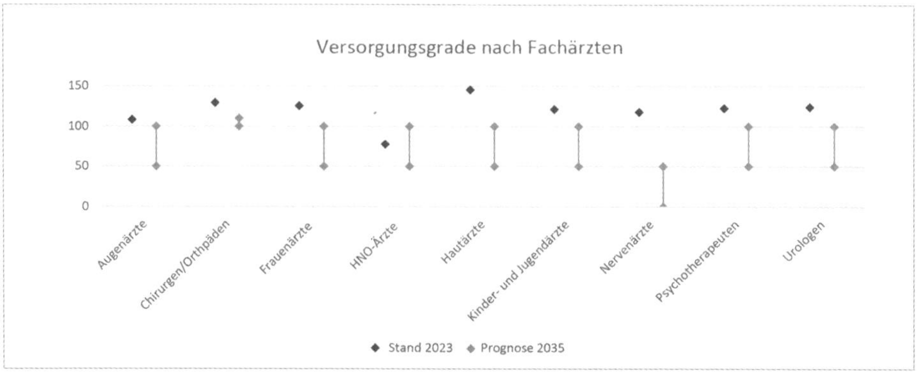

Abb. 33: Entwicklung der Versorgungsgrade Hausärzte LK Aurich und Emden
Quelle: Eigene Darstellung, Datenquellen: Thomsen et al., 2022; KVN, 2024.

Jedoch wurde die Inanspruchnahme nicht fortgeschrieben, da diese schwer abschätzbar ist. Rahmenbedingungen wie Verschiebungen der Leistungen zwischen den einzelnen Sektoren, Veränderungen aufgrund technischer Neuerungen, Reformen oder des medizinischen Fortschritts sowie Auswirkungen von Leistungen zur Prävention, Pandemien und des Klimawandels machen Prognosen kaum möglich (Thomsen et al., 2022). Eine andere Studie griff die Morbiditätsentwicklung bei der Prognose der zur Verfügung stehenden Hausärzte für das Jahr 2035 mit auf. Sie zeigt im Landkreis Aurich einen Rückgang von 41 % bei den Hausärzten. Der Rückgang fällt damit deutlich stärker aus als im bundesweiten Schnitt (–9 %) (Nolting et al., 2021).

In der Gemeinde Krummhörn gibt es fünf Hausarztpraxen und eine Frauenarztpraxis. In diesen Praxen sind insgesamt zwölf Ärzte tätig (Stiftung Gesundheit, 2024). Im Jahr 2024 beträgt das Durchschnittsalter dieser Ärzte 61 Jahre. Vier Ärzte haben das Rentenalter von 67 Jahren bereits erreicht und drei sind unter 50 Jahre alt. Bis zum Jahr 2035 werden acht Ärzte über 67 Jahre alt sein. Das Medianalter liegt in Krummhörn heute über 60, im Landkreis Aurich dagegen ist die Mehrheit der Ärzte unter 60 Jahre alt (Abbildung 34).

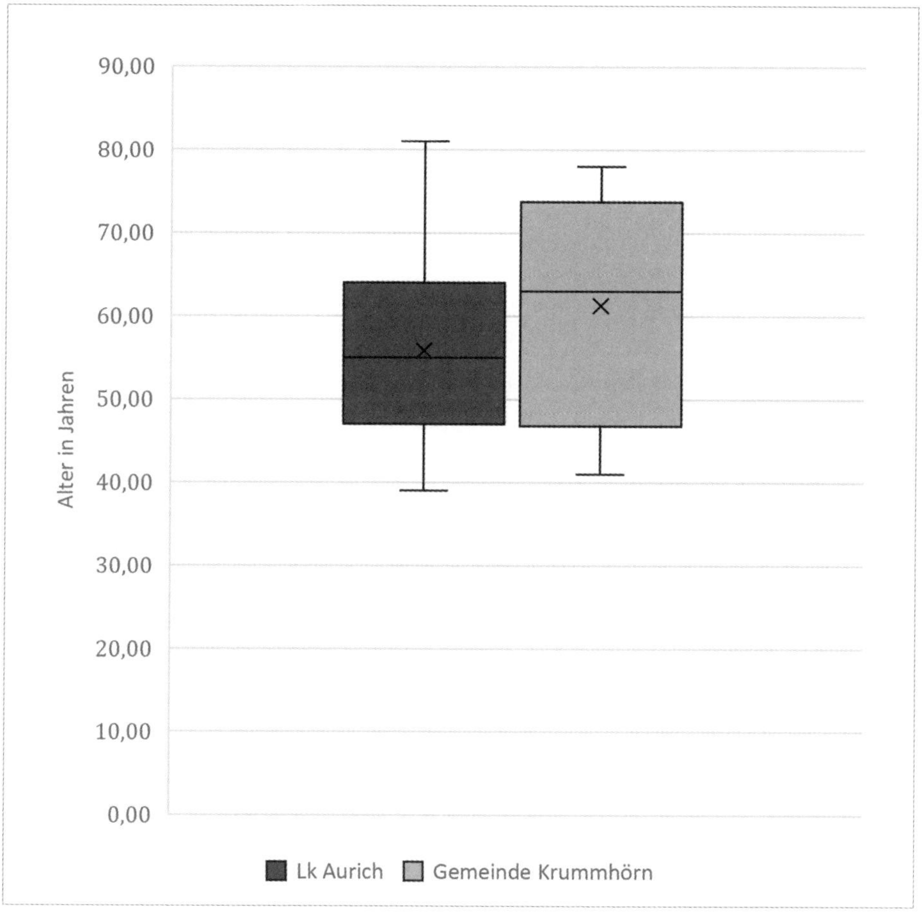

Abb. 34: Altersstruktur der Hausärzte in Krummhörn und im LK Aurich 2024
Quelle: Eigene Darstellung, Datenquelle: Stiftung Gesundheit, 2024.

Alle betrachteten Prognosen für den LK Aurich und die Gemeinde Krummhörn bestätigen einen überdurchschnittlichen Rückgang bei der Anzahl an Hausärzten bei gleicher bzw. erhöhter Inanspruchnahme, und eine Verringerung der Versorgungsgrade in einen kritischen Bereich bei einigen Arztgruppen. Damit ist von einer drohenden Unterversorgung bis 2035 auszugehen, wenn keine Gegenmaßnahmen ergriffen werden.

4.4.3 Pflege

Im LK Aurich gibt es pro 1.000 Einwohner rund 15 Plätze in Pflegeheimen weniger als in ganz Niedersachsen (Abbildung 35), obwohl der Anteil an Pflegebedürftigen im LK Aurich höher ausfällt. Das geringe Angebot an Plätzen in

Pflegeheimen könnte die niedrige Quote an vollstationär untergebrachten Pflegebedürftigen erklären. Ob das allerdings zum Nachteil der Pflegebedürftigen ist, lässt sich aufgrund der vorliegenden Daten nicht zweifelsfrei bestimmen. Das geringe Angebot an Pflegeheimplätzen könnte auch auf einer geringen Nachfrage basieren. Da die auf die Pflegebedürftigen normalisierte Zahl der Vollzeitkraftäquivalente in Pflegeheimen im LK Aurich leicht höher ist als in Niedersachsen (Landesamt für Statistik Niedersachsen (LSN), 2023), scheint der Fachkräftemangel in der Pflege kein unmittelbares Problem im Landkreis zu sein. Das ist ein Hinweis darauf, dass die Qualität der Pflegeheime nicht unbedingt schlechter ist als in anderen Landkreisen, was wiederum ein Argument gegen eine geringere Nachfrage an Plätzen in Pflegeheimen ist.

Auffällig ist in Krummhörn auch, dass die durchschnittliche Fahrtzeit zu einem Tagespflegeplatz mit 17,9 Autominuten mehr als doppelt so lang ausfällt wie im Landkreisdurchschnitt (Bundesinstitut für Bau-, Stadt- und Raumforschung (BBSR), 2024). Dies könnte damit begründet sein, dass keine Tagespflegeeinrichtung in der Gemeinde existiert, was jedoch aufgrund des steigenden Pflegebedarfs wünschenswert wäre.

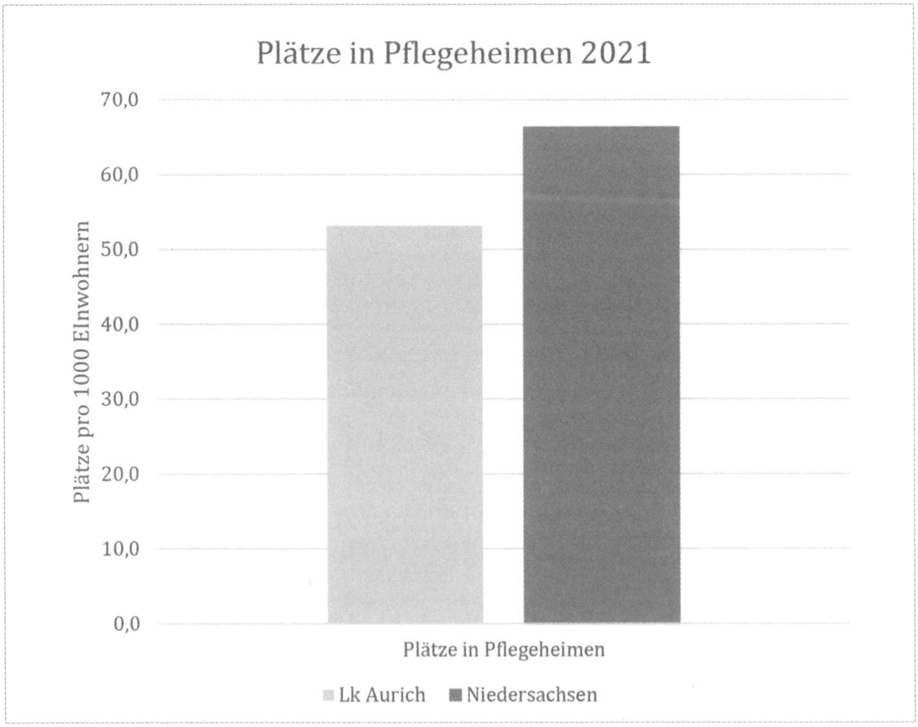

Abb. 35: Plätze in Pflegeheimen

Quelle: Eigene Darstellung, Landesamt für Statistik Niedersachsen (LSN), 2023.

4.4.4 Notfallversorgung

Im Landkreis Aurich gibt es neun Rettungswachen. Davon befinden sich sechs auf dem Festland und drei auf den Inseln Baltrum, Juist und Norderney. Rettungsmittel und Personal sind in allen Rettungswachen stationiert, ein Notarzt ist entweder in einer Rettungswache vor Ort oder im Krankenhaus untergebracht. Es gibt zwanzig Rettungsfahrzeuge im Kreis; diese können entweder als Krankentransportwagen, Rettungswagen oder auch als Intensivtransportwagen eingesetzt werden. Damit ist der Rettungsdienst im Landkreis Aurich laut der Kreisverwaltung flexibel aufgestellt und auch auf akute Personalausfälle und Großschadensereignisse vorbereitet (Amt für Bürgerdienste, Ordnung und Sicherheit Aurich, 2023).

In der Gemeinde Krummhörn befindet sich die Rettungswache in Pewsum. Dort sind zwei Mehrzweckfahrzeuge stationiert. Im Jahr 2022 haben diese 2.730 Transporte durchgeführt, 300 davon erfolgten an die Ubbo-Emmius-Klinik in Norden. Damit liegt die Transportrate nach Norden mit 10,9 % deutlich unter dem kreisweiten Wert von 45,82 % (Amt für Bürgerdienste, Ordnung und Sicherheit Aurich, 2023). Dies kann dadurch erklärt werden, dass die Ubbo-Emmius-Klinik 25 Autominuten von der Rettungswache in Pewsum entfernt ist, während das Klinikum Emden nur 18 Autominuten entfernt ist. Kreisweit trifft der Rettungsdienst in 95 % der Fälle innerhalb von 15 Minuten nach Alarmierung am Einsatzort ein.

4.4.5 Erreichbarkeit der Leistungserbringer

Obwohl Patienten die Hausärzte in der Gemeinde Krummhörn durchschnittlich schneller erreichen als im Landkreis Aurich, liegt die durchschnittliche Fahrtzeit mit dem Auto über der durchschnittlichen Fahrzeit in ländlichen Regionen (Abbildung 36). Zum Kinderarzt und zur Tagespflege fahren Patienten in Krummhörn fast doppelt so lange wie im Landkreis Aurich und in anderen ländlichen Regionen. Das liegt auch daran, dass diese Leistungserbringer nicht in der Gemeinde ansässig sind. Aus demselben Grund fahren die Menschen in der Gemeinde Krummhörn im Schnitt auch über 20 Minuten zum nächsten Krankenhaus. Zu Psychotherapeuten, Apotheken und ambulanten Pflegediensten fahren sie nur minimal länger als Menschen in den Vergleichsregionen.

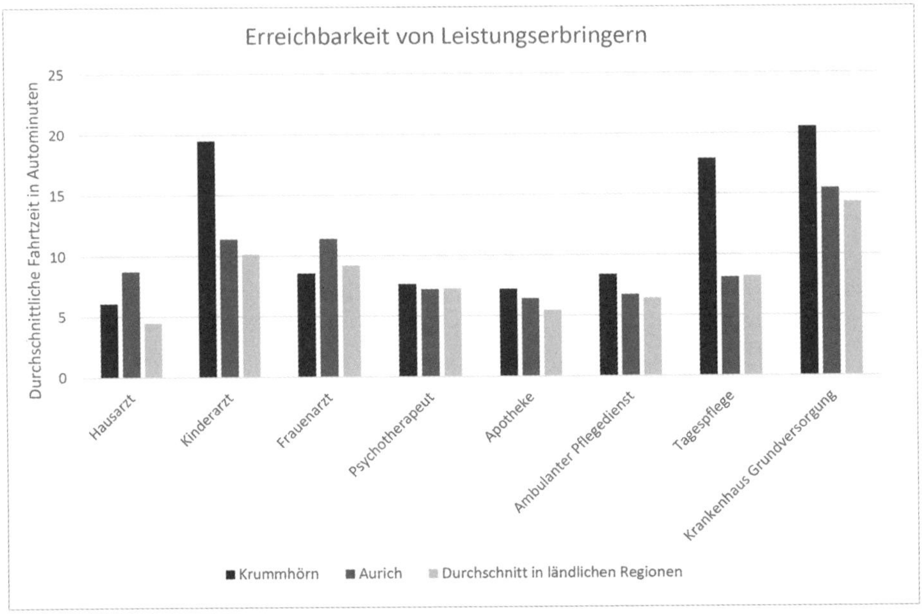

Abb. 36: Erreichbarkeit von Leistungserbringern (2014–2016)

Quelle: Eigene Darstellung, Datenquelle: Thünen-Institut für Lebensverhältnisse in ländlichen Räumen, 2020.

4.4.6 Soziale Strukturen

Zu den Angeboten, die die Gesundheitsversorgung einer Gemeinde sichern, gehören nicht nur die Strukturen der Leistungserbringer, sondern auch soziale Angebote wie beispielsweise Beratungsstellen, Begegnungsstätten, Vereine, Verbände oder ehrenamtliche Tätigkeiten. Stehen diese Angebote der Daseinsvorsorge nicht in ausreichendem Maß zur Unterstützung der Versorgungstrukturen zur Verfügung, leidet nicht nur die Versorgung an sich, sondern auch die Attraktivität einer Gemeinde.

In Pewsum sind auch einige soziale Einrichtungen ansässig. Das Angebot ist auf Familien und Senioren ausgerichtet. Viele Angebote sind im selben Haus untergebracht, dem Familienzentrum an der Schatthausstraße 31. Kirchliche und kommunale Träger scheinen dort zu kooperieren. Die Konzentration der Angebote hat Vor- und Nachteile. Einerseits ist eine Vernetzung der Akteure einfacher, wenn diese im gleichen Haus sitzen. Auch können Menschen, die die Angebote in Anspruch nehmen, durch die räumliche Nähe leichter von anderen Angeboten erfahren und diese ebenfalls nutzen. Andererseits ergibt sich durch die Konzentration in Pewsum ein Problem für immobile Menschen. Ihnen wird der Zugang zu den sozialen Angeboten erschwert. So ist die Selbsthilfekontaktstelle beispielsweise nur in Aurich vorhanden.

Über ganz Krummhörn verteilt gibt es zahlreiche Feuerwehren und Sportvereine. Dieses Angebot ist für die Menschen vor Ort leicht wahrzunehmen und ermutigt zu einem bewegungsreichen und gesunden Lebensstil. Diese Vereine könnten Kooperationspartner sein, um das Gesundheitsverhalten der Bevölkerung zu fördern und ihre Gesundheitskompetenz zu stärken. Langfristig ließe sich so die Mitgliederzahlen in den Sportvereinen erhöhen und erreicht werden, dass sich die Menschen in Krummhörn mehr bewegen. Vor allem bei der Volkskrankheit Adipositas könnte dies ein Hebel sein, um die Prävalenz in der Bevölkerung langfristig zu senken.

Die Gesundheitsversorgung wird ebenfalls von ehrenamtlich Tätigen unterstützt. Die Ergebnisse des bevölkerungsrepräsentativen Freiwilligensurveys (FWS 2019) des Bundesministeriums für Familie, Senioren, Frauen und Jugend zeigen, dass sich fast 40 % der deutschen Einwohner ab 14 Jahren ehrenamtlich engagieren. Diese Tätigkeiten finden gemeinschaftsbezogen in der Öffentlichkeit statt, beispielsweise in Gemeinderäten, Vereinen, Feuerwehren oder in der Nachbarschafts-, Umwelt- oder Migrationshilfe, und sind nicht gewinnorientiert. Vor allem Menschen zwischen 30 und 50 Jahren engagieren sich ehrenamtlich. In der Altersgruppe ab 65 Jahren ist der Anteil mit knapp einem Drittel am geringsten. Besonders Menschen mit hoher Bildung engagieren sich überdurchschnittlich häufig – in dieser Gruppe ist es mehr als jeder Zweite. Bei Menschen mit niedriger Bildung dagegen ist es nur jeder Vierte. Menschen im ländlichen Raum sind mit 41,6 % häufiger engagiert als Menschen in urbanen Gegenden mit 38,8 % (Simonson et al., 2021). Daten auf kommunaler Ebene liegen zu diesem Themenbereich nicht vor. Im Landkreis zeigt sich aktuell eine Motivation und Identifikation zum Erhalt bzw. zur Weiterentwicklung der Gesundheitsstrukturen vor Ort, beispielsweise über die Arbeit des Vereins „Gesundes Ostfriesland e. V.". Unter der Annahme, dass sich die regionale Verteilung ähnlich verhält wie im bundesweiten Durchschnitt, ist jedoch davon auszugehen, dass das ehrenamtliche Engagement in der Gemeinde Krummhörn unterdurchschnittlich ausfällt – bedingt durch den hohen Rentneranteil und den unterdurchschnittlichen Bildungsstand der Gemeinde. Die prognostizierte Überalterung verschärft diese Situation zusätzlich. Eine Förderung der ehrenamtlichen Strukturen sollte deshalb kommunalpolitisch weiter gestärkt und dadurch auch zukünftig erhalten werden.

4.4.7 Landkarten der Angebote zur Gesundheitsversorgung Krummhörn

Auf Grundlage der Daten zu Ärzten und weiteren Leistungserbringern in Krummhörn von der Stiftung Gesundheit (Stiftung Gesundheit, 2024) sowie zu sozialen Einrichtungen, Sportvereinen und Feuerwehren vom Verein Gesundes Ostfriesland wurde eine Karte erstellt, die die Verteilung der genannten Einrichtungen zeigt (Abbildung 37). Hierbei fällt auf, dass sich die ärztliche Versorgung auf die Ortsteile Pewsum, Greetsiel und Loquard konzentriert. Die meisten anderen

Leistungserbringer befinden sich ebenfalls in Pewsum. In Greetsiel gibt es außerdem Pflegeheime, eine Apotheke und einen Podologen (Abbildung 39). In Loquard ist ein Psychotherapeut ansässig und in Groß Heiselhusen ein Heilpraktiker (Abbildung 40). Sämtliche anderen Leistungserbringer sind in Pewsum ansässig (Abbildung 38). Das zeigt, dass die Gemeinde Krummhörn über eine Vielzahl an nichtärztlichen Leistungserbringern verfügt. Allerdings ist die nicht für jeden Einwohner gleichermaßen gut zugänglich. Wer außerhalb von Pewsum lebt und nicht mobil ist, ist darauf angewiesen, dass die Leistungserbringer zu ihm kommen oder ihm Dritte den Zugang zur Versorgung ermöglichen.

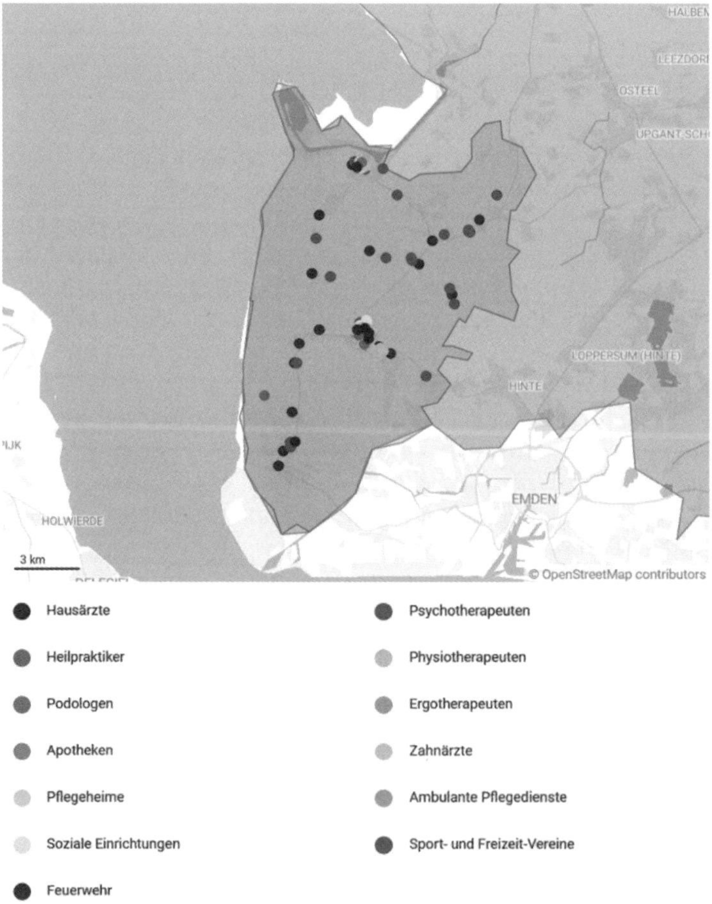

Abb. 37: Landkarte der Angebote in der Gemeinde Krummhörn

Quelle: Eigene Darstellung, farbliche Darstellung abrufbar unter: https://datawrapper.dwcdn.net/L5q7p/3.

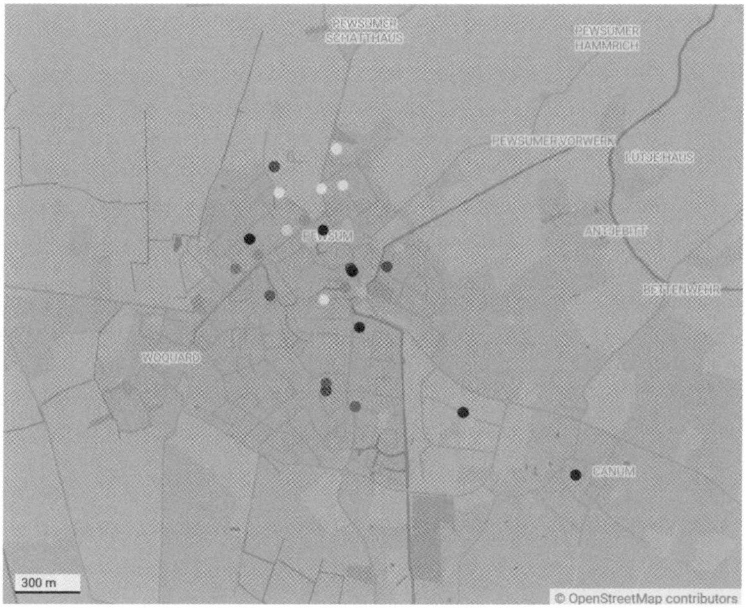

Abb. 38: Landkarte Angebote in Pewsum

Quelle: Eigene Darstellung, farbliche Darstellung abrufbar unter: https://datawrapper.dwcdn.net/L5q7p/3.

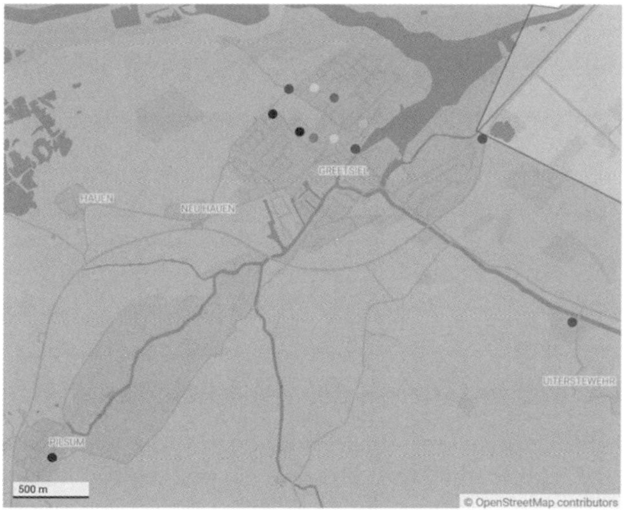

Abb. 39: Landkarte Angebote in Greetsiel

Quelle: Eigene Darstellung, farbliche Darstellung abrufbar unter: https://datawrapper.dwcdn.net/L5q7p/3.

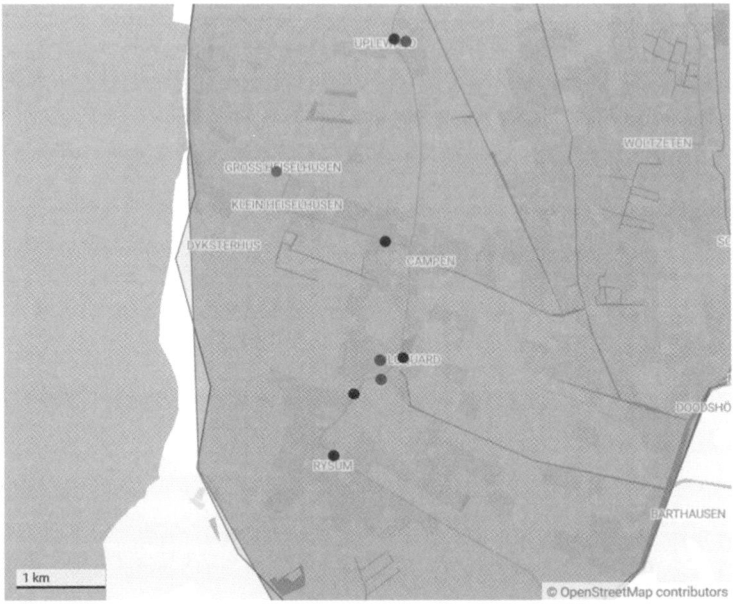

Abb. 40: Landkarte Angebote im Süden Krummhörns

Quelle: Eigene Darstellung, farbliche Darstellung abrufbar unter: https://datawrapper.dwcdn.net/L5q7p/3.

4.5 Zusammenfassung der Analyseergebnisse

Die Ergebnisse der Analyse zeigen, dass sich die Werte der Gemeinde Krummhörn zum Teil deutlich von den Vergleichswerten des Bundeslandes Niedersachsen sowie auch von denen des Landkreises Aurich unterscheiden. Die wesentlichen Stärken und Herausforderungen der Gemeinde Krummhörn hinsichtlich der Gesundheitsversorgung werden nachfolgend zusammengefasst, und daraus werden zentrale Zielstellungen zur Sicherung und Verbesserung der Gesundheitsversorgung abgeleitet.

4.5.1 Stärken und Potenziale der Gemeinde Krummhörn

Die Stärken und Potenziale der Gemeinde Krummhörn zeigen sich in einer hohen Motivation und Identifikation mit dem Erhalt bzw. der Weiterentwicklung der Gesundheitsstrukturen vor Ort. Ein Beispiel hierfür ist die Arbeit des Vereins „Gesundes Ostfriesland e. V.“. Die Gemeinde Krummhörn verfügt über ein vielfältiges Angebot an Sportvereinen, die gut erreichbar sind. Eine Stärkung der Gesundheitsförderung und Prävention ist insbesondere über Sportvereine niederschwellig umsetzbar. Außerdem befinden sich in der Gemeinde verschiedene soziale Einrichtungen, die sich jedoch auf den Ort Pewsum konzentrieren. Da in der Region viele Erwerbstätige pendeln, besteht die Chance, dass diese mobil genug sind, um die Angebote in Pewsum wahrzunehmen.

Zudem bietet die aktuelle Ausgangslage bzw. zukünftige Entwicklung der Gesundheitsversorgung in der Gemeinde Chancen für eine finanzielle Förderung durch Bund, Land oder Stiftungen (Niedersächsisches Ministerium für Bundes- und Europaangelegenheiten und Regionale Entwicklung (MB), 2021).

4.5.2 Aktuelle und zukünftige Herausforderungen der Gesundheitsversorgung

Aus den Ergebnissen der Analyse zu den vier Dimensionen ergeben sich zusammenfassend folgende wesentliche Erkenntnisse zur aktuell bestehenden Ausgangslage der Gesundheitsversorgung in der Gemeinde Krummhörn:

- Ein überdurchschnittlich hohes Alter der Einwohner getrieben durch einen überdurchschnittlichen Anteil an über 80-Jährigen sowie eine schrumpfende Bevölkerung
- Ein unterdurchschnittlich niedriger Bildungsgrad in der Bevölkerung
- Eine gering ausgeprägte Gesundheitskompetenz und Anteil an Schutzimpfungen
- Ein überdurchschnittliches Auftreten von Krankheitsbildern wie Adipositas, Diabetes, Herz-Kreislauferkrankungen sowie von Pflegebedürftigkeit
- Eine räumliche Konzentration von nicht-ärztlichen Leistungserbringern und Angeboten von sozialen Einrichtungen

Die Prognoseergebnisse bis zum Jahr 2035 zeigen, dass sich die Defizite noch verstärken werden, insbesondere durch:

- Eine weitere Zunahme der Morbidität sowie eine Ausweitung der Inanspruchnahme von Leistungen
- Eine anzunehmenden Abwanderung von gebildeten und jüngeren Bevölkerungsgruppen aus der Gemeinde
- Ein drohender Mangel an Angebotsstrukturen, insbesondere der hausärztlichen und pflegerischen Versorgung sowie teilweise der Versorgung durch Fachärzte
- Ein erwartbarer Rückgang der Nachbarschaftshilfen, sozialer Arbeit und Ehrenämter aufgrund einer immer älter werdenden Bevölkerung

Aus den aufgezeigten aktuellen und zukünftigen Erkenntnissen resultieren Problemstellungen, die auf die Bevölkerung der Gemeinde Krummhörn zukommen. Damit wachsen auch die Anforderungen der Gemeinde Krummhörn bezüglich der Daseins- und Gesundheitsversorgung ihrer Einwohner. Um diese Probleme planvoll anzugehen und geeignete Lösungen zu finden, wurden übergeordnete

Handlungsfelder abgeleitet. Aus diesen werden im nächsten Schritt wesentliche Maßnahmen zur Gestaltung der Gesundheitsversorgung abgeleitet (Tabelle 2).

Tab. 2: Wesentliche Handlungsfelder der Gemeinde Krummhörn

Problembeschreibung	Handlungsfeld
• Alterung der Bevölkerung lässt Rückgang von Nachbarschaftshilfen, sozialer Arbeit und Ehrenämtern erwarten, was die Versorgung erschwert • unzureichender Breitbandausbau erschwert Nutzung digitaler Angebote zur Vorsorge und Therapie	• Gemeindeattraktivität stärken
• ein niedriger Bildungsstand fördert Herz-Kreislauf-Erkrankungen • Fehlende Schutzimpfungen, ungesunder Lebensstil, unzureichende Gesundheitskompetenz und fehlende Bekanntheit von gesundheitsfördernden und präventiven Angeboten führen zu Krankheiten	• Gesundheitsförderung, Prävention und Gesundheitskompetenz stärken
• Drohende Unterversorgung aufgrund des steigenden Versorgungsbedarfes einer alternden und morbiden Bevölkerung sowie des prognostizierten Mangels an hausärztlicher und pflegerischer Versorgung • Medizinische und soziale Einrichtungen konzentrieren sich auf Pewsum, was den Zugang in anderen Ortsteilen erschwert	• Wohnortnahe Primärversorgung sicherstellen • Chancen der Digitalisierung zur Zusammenarbeit und Versorgung nutzen • Kommunale Gesundheitsversorgung steuern

Quelle: Eigene Darstellung.

5 „Instrumentenkoffer" zur Kommunalen Versorgungsstrukturplanung

Da die Gegebenheiten der Strukturen vor Ort stark variieren können, ist zu beachten, dass es keine allgemeingültigen Konzepte zur Steuerung der kommunalen Gesundheitsversorgung gibt, sondern die jeweiligen Bedarfe der Kommune bei der Planung berücksichtigt werden sollten (Böhm & Schönknecht, 2020). Neue innovative und digitale Ansätze sind genauso mit einzuplanen, wie der Erhalt bzw. der Ausbau von etablierten Strukturen der Gesundheitsversorgung. Nachfolgend werden allgemeingültige Instrumente und Ansätze zur Gestaltung der Gesundheitsversorgung beschrieben, die bei der Planung von Versorgungsstrukturen bedarfsorientiert eingesetzt werden können. Bei dem entstandenen „Instrumentenkoffer" handelt es sich um keine abschließende Aufzählung, sondern es bedarf einer stetigen anwendungsorientierten Weiterentwicklung.

5.1 Multiprofessionelle Zusammenarbeit im Primärversorgungszentrum

Zu den Lösungsansätzen, welche die Herausforderungen von steigender Inanspruchnahme und schrumpfendem Leistungsangebot sowie Fachkräftemangel angehen, gehört vor allem die Optimierung der Primärversorgung (Nolting et al., 2021). Vorteile einer gut ausgebildeten sowie zugänglichen Primärversorgung sind laut Studie der Organization for Economic Cooperation and Development (OECD) eine geringere Inanspruchnahme von Krankenhausaufenthalten und Notfallaufnahmen, insbesondere ambulant-sensitiver Fälle. Damit werden überflüssige stationäre Aufenthalte und Notfallaufnahmen vermieden, Einrichtungen entlastet und Kosten über die Nutzung anderer günstigerer Versorgungen eingespart. Nachgewiesen wurde weiterhin, dass eine Primärversorgung Patientenbedürfnisse stärker berücksichtigt und auch eine soziale Benachteiligung reduziert (OECD, 2020). Dabei erleichtert ein ganzheitlich vernetztes Angebot von medizinischen und sozialen Leistungen unter einem Dach, an einem gut erreichbaren Ort, den Zugang für die Patienten. Das ermöglicht eine umfassende Betreuung sowie eine effiziente Koordination der Behandlung (Kloepfer et al., 2022). Ebenso kann die Netzwerkbildung und Kooperation über die Bündelung an einem Standort gestärkt werden. Im Kontext des Gesundheitswesens erfolgt die Zusammenarbeit sektorenübergreifend sowie multiprofessionell, um durch verbesserte Kommunikationswege, über gebündeltes Wissen und Ressourcen die Qualität und Effizienz in der Versorgung zu verbessern. Das kann die Wettbewerbsfähigkeit der Mitglieder des Netzwerkes erhöhen (Auschra, Gröne, Hildebrandt & Sydow, 2018). In regionalen Gesundheitsnetzwerken kooperieren die eher klein- bis mittelständischen Partner in einem begrenzten Gebiet miteinander (Bachinger, 2011). Dadurch entsteht ebenfalls eine verbesserte Kommunikation zum Vorteil der Patienten (Kloepfer et al.,

2022). Im Nachfolgenden werden unterschiedliche Modelle der Vernetzung über regionale Zentren zur Gesundheitsversorgung untersucht. Aus den Erkenntnissen sollen Lösungsmöglichkeiten für die Gemeinde Krummhörn diskutiert und abgeleitet werden.

5.1.1 Medizinisches Versorgungszentrum (MVZ)

Bereits heute nutzen Kommunen in der Praxis medizinische MVZ, um Vorteile, beispielsweise bei der Gewinnung von Fachkräften, gegenüber anderen Regionen zu erlangen (Niedersächsisches Ministerium für Bundes- und Europaangelegenheiten und Regionale Entwicklung (MB), 2021). In diesem Zentrum werden medizinische Leistungen und Heilbehandlungen unter einem Dach angeboten. Multidisziplinär diagnostizieren, behandeln und rehabilitieren hier Ärzte unterschiedlicher Fachrichtungen und weitere Leistungserbringer. Zu den Voraussetzungen gehört, dass die Betreiber des MVZ aus dem vertragsärztlichen Bereich, von Kliniken, Dialyseeinrichtungen oder Kommunen stammen. Eine Zusammenarbeit mit den Kommunen über den öffentlichen Gesundheitsdienst ist anzuraten (Hinke, 2022). An einem MVZ müssen mindestens zwei Ärzte tätig sein und deutschlandweit haben sich MVZ mit unterschiedlich vielen Ärzten an einem Standort oder mit mehreren Filialen in Zweigstellen etabliert (Müller, 2020). MVZ existieren überwiegend in urbanen Gebieten, im ländlichen Raum befinden sich nur 15 % der MVZ. Eine Multiprofessionalität ist in dieser Organisationsform nicht in Gänze gegeben, da meist nur eine Facharztgruppe im MVZ tätig ist (Kloepfer et al., 2022).

MVZ werden auch von Ärztenetzwerken gegründet, beispielsweise das Gesundheitsnetz Unna, welches mit ca. 64 Ärzten die ambulante medizinische Versorgung sicherstellen soll. Gesellschafter sind hier Ärzte, Apotheker und ein Krankenhaus und auch hier besteht eine reine hausärztliche Ausrichtung (Ärztezeitung, 2022).

Ab dem Jahr 2012 wurden mehrere gesetzliche Regelungen zur Verbesserung der Versorgungsstrukturen eingeführt. Seitdem müssen Ärzte nicht mehr im Ort der Praxis wohnen und das Arbeiten in Teilzeit ist einfacher möglich, ebenso das Betreiben von Praxen, die Zulassung von Zweitpraxen und die Anstellung von Ärzten. Auch finanzielle Förderungen, insbesondere in Gebieten mit schwachen Versorgungsstrukturen, wurden beschlossen. Ein Beispiel ist die Einführung des Strukturfonds. Die Gründung von Eigeneinrichtungen oder telemedizinischen Diensten durch die KV, die MVZ-Gründung oder Unterstützung durch Kommunen sowie die Gründung von Versorgungszentren durch anerkannte Praxisnetze wurden möglich (Lübking, 2020). Im aktuellen Gesetzgebungsverfahren sind weitere Vereinfachungen für Kommunen zur Gründung von MVZ geplant (Bundesministeriums für Gesundheit (BMG), 2024).

5.1.2 Regionale Versorgungszentren (RVZ) in Niedersachsen

In der Region Niedersachsen förderte das Niedersächsische Ministerium für Bundes- und Europaangelegenheiten und Regionale Entwicklung (MB) in den Jahren 2020 bis 2023 insgesamt fünf Modellprojekte, um die Versorgung sicherzustellen. An den Standorten erfolgte die Umsetzung durch die Kommunen. Zentrales Element ist die Sicherstellung der hausärztlichen Versorgung über ein MVZ, welches sich in kommunaler Trägerschaft befindet. Darüber hinaus erfolgt die vom regionalen Bedarf abhängige, individuelle Einbindung von weiteren ärztlichen und nicht-ärztlichen Akteuren sowie von Angeboten zur Prävention oder von sozialen Einrichtungen, z. B. von Beratungsstellen oder Begegnungsstätten, wie in Abbildung 41 ersichtlich (Bieckmann, Heinze & Schönauer, 2022).

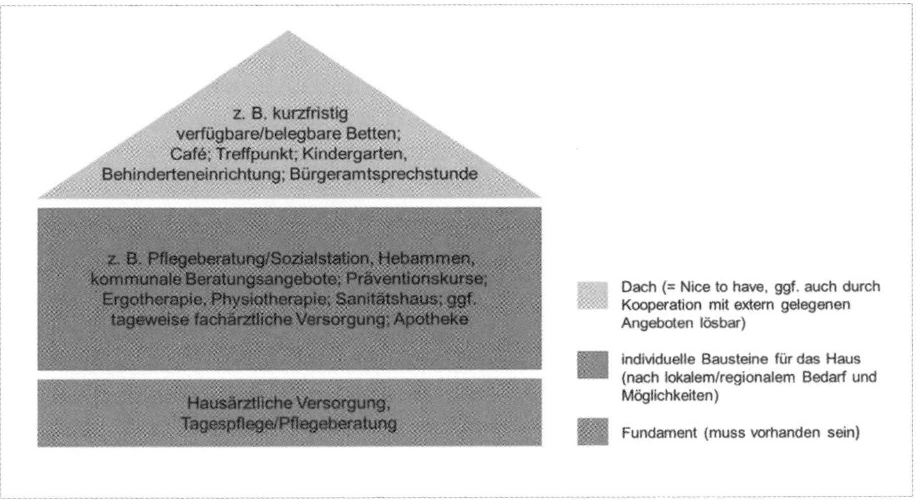

Abb. 41: Struktur eines RVZ

Quelle: Bieckmann et al., 2022, S. 44.

In jedem der vier niedersächsischen Amtsbezirke wurde mindestens ein Modellprojekt durchgeführt. Ausgewählt wurden die Regionen, weil sie über freie Arztsitze in der hausärztlichen Versorgung verfügten und die Prognosen der Kassenärztlichen Vereinigung Niedersachsen (KVN) auch auf eine zukünftige Unterversorgung hinwies. Ebenfalls altert die Bevölkerung dort im Durchschnitt schneller als im durchschnittlichen Vergleich des Landes Niedersachsen. Ein weiteres Auswahlkriterium war die unterschiedliche Aufstellung der Modellregionen als Gesundheitsregionen in Niedersachsen. Hier gab es Regionen, die noch nicht gefördert wurden, welche im Projektstatus oder bereits etablierte Gesundheitsregionen. Auch wenn die drei Kriterien bei allen fünf Regionen erfüllt waren, gab es unterschiedliche Ausprägungen in den Regionen. Alle Projekte wurden 2023 beendet und evaluiert. Dazu fanden Gespräche mit den

Gesundheitsakteuren sowie telefonische Interviews mit den Einwohnern der Region zum Projekt und der Versorgung im ärztlichen Bereich statt. Der Ausbau von RVZ soll nach der Modellphase weiterhin gefördert werden. Kommt für eine Kommune in Niedersachsen die Gründung eines RVZ in Betracht, steht die Geschäftsstelle Regionale Versorgungszentren sowie ein Leitfaden zur Verfügung, um sich über die Gründung hinsichtlich der Konzepterstellung von RVZ sowie den Fördermöglichkeiten beraten zu lassen (Niedersächsisches Ministerium für Bundes- und Europaangelegenheiten und Regionale Entwicklung (MB), 2021). Um die Gesellschaften zu gründen, wurden von den Kommunen die möglichen Varianten unterschiedlich genutzt. Dies waren entweder eine gemeinnützige Gesellschaft mit beschränkter Haftung (gGmbH) oder eine Gesellschaft mit beschränkter Haftung (GmbH). In anderen Kommunen wurden zwei gGmbHs gegründet, jeweils eine für das RVZ und das MVZ (Bieckmann et al., 2022).

Im Folgenden werden die Ergebnisse des RVZ Nordenham im LK Wedermarsch beleuchtet, um übertragbare Ansätze zu finden. Nordenham liegt im selben Amtsbezirk wie die Gemeinde Krummhörn. Der Landkreis Wesermarsch grenzt wie die Gemeinde Krummhörn ebenfalls an eine Küste (Bieckmann et al., 2022).

Das Projekt wurde von 2021 bis 2023 mit ca. 1,18 Mio. € als RVZ über das Land Niedersachsen gefördert. Die restliche Förderung an den Gesamtkosten von ca. 1,4 Mio. € wurde durch die Stadt Nordenham und den Landkreis Wesermarsch übernommen. Die Förderkriterien wurden erfüllt. Bis 2030 wurde prognostiziert, dass über 30 % der Bevölkerung über 65 Jahre alt sind und 2019 gab es 5,5 unbesetzte Hausarztsitze in Nordenham und Butjadingen. Die Prognose der KVN für das Jahr 2030 zeigt, dass die Versorgungsgrade für Hausärzte im Landkreis bei 75-100 % liegen, weil vorhandene Ärzte ausscheiden werden und die Spezialisierung bei Ärzten fortschreitet. Eine Nachbesetzung wurde als schwierig bewertet, da es in den überwiegend bestehenden Einzelpraxen keine Tätigkeit im Angestelltenverhältnis gibt, obwohl junge Ärzte das immer stärker nachfragen. Das Kriterium, einen Hausarzt räumlich zu erreichen, wurde in Wesermarsch als gut bewertet, denn nur in Butjadingen lag die Fahrtzeit mit sieben bis neun Minuten über dem Durchschnitt des Landes Niedersachsen von fünf Minuten. Zu den strategischen Zielstellungen der Kommune gehörten die Sicherung der wohnortnahen ärztlichen Versorgung, die Errichtung eines MVZ, die Zentralisierung der Angebote zur Gesundheitsversorgung, die Reduktion von langen Anfahrtszeiten und die Entlastung des Bereitschaftsdienstes in der Nacht (Bieckmann et al., 2022).

Das MVZ wurde als Gesellschaft mit beschränkter Haftung (GmbH) gegründet, bei der der Landkreis Wesermarsch und die Stadt Nordenham als gleichberechtigte Gesellschafter fungieren. Um die Problematik einer Bürgschaft der Gesellschafter von unbeschränkt 100 % zu lösen, wurde eine sogenannte Bankbürgschaft abgeschlossen. Dafür wurden zusätzlich 1 % der jährlichen Kosten an Provision für die Bank investiert. Die „Medizinisches Versorgungszentrum (MVZ) Wesermarsch-Nord GmbH" stellt das Grundgerüst des Zentrums dar. Die Immobilie wurde über die GmbH des MVZ gemietet und an die weiteren Gesundheitsakteure des RVZ untervermietet. Unter einem Dach befinden sich neben dem hausärztlichen Bereich beispielsweise ein Senioren- und Pflegestützpunkt, ein sozialpsychiatrischer Dienst, eine Betreuungs- sowie Suchtberatungsstelle und eine Begegnungsstätte für Menschen mit Behinderung (Bieckmann et al., 2022).

Das Management des RVZ übernahm ein Geschäftsführer und eine ärztliche Leitung. Sie vertreten das RVZ auch nach außen. Der Leiter des Gesundheitsamtes besitzt die formale Geschäftsführung, da einige Mitarbeiter des Gesundheitsamtes im RVZ tätig sind. Ein Management, dass in einer Person medizinische und betriebswirtschaftliche Fähigkeiten besitzt, wurde als vorteilhaft von den Akteuren gesehen. Dies wurde jedoch als schwer umsetzbar eingeschätzt, da diese Personen bedingt verfügbar sind. Die Stelle müsste dann wahrscheinlich extern besetzt werden, was wiederum kostenintensiv ist. Steuerrechtliche und buchhalterische Tätigkeiten könnten jedoch extern vergeben werden (Bieckmann et al., 2022). Die gesetzten Ziele konnten weitestgehend umgesetzt werden. Als ein entscheidender Erfolgsfaktor wurde die breit aufgestellte Kompetenz, insbesondere zu Rechts- und Verwaltungskenntnissen innerhalb des Projektes gesehen. Das größte Problem bestand darin, die Ärzte zu gewinnen. Dies gelang trotz vielfältiger Anstrengungen nicht fristgerecht. Auch sollte Telemedizin integriert werden, beispielsweise für den Bereitschaftsdienst. Besonders herausfordernd war hierbei die Finanzierung, welche ausschließlich über Projekte und nicht nachhaltig sichergestellt werden konnte. Daher wurde dieses Thema zurück priorisiert (Bieckmann et al., 2022).

5.1.3 Patientenorientierte Zentren zur Primär- und Langzeitversorgung (PORT-Zentren)

Das Konzept der PORT-Gesundheitszentren der Robert-Bosch-Stiftung knüpft an ein von der WHO empfohlenes Modell an: Microteams sollen das Zentrum bilden. Die Erprobung der PORT-Zentren erfolgte seit 2017 im urbanen und ländlichen Raum für verschiedene Bedürfnisse, Populationsgrößen und für eine unterschiedliche Anzahl an medizinischen Fachgruppen. Schwerpunktthemen in den bereits 13 etablierten Standorten sind die geriatrische und hausärztliche Versorgung, der Abbau von Barrieren für junge Leute sowie die Organisation unter unterschiedlichen Trägerschaften als Ein-Haus-Lösungen und in Netzwerken (Nolting et al., 2021). In den PORT-Zentren wird lokal bedarfsgerecht, patientenzentriert, multiprofessionell und digital unterstützt zusammengearbeitet (Abbildung 42). Zur Zusammenarbeit werden von 50 % der Zentren dokumentierte Behandlungspfade sowie regelmäßige Fallkonferenzen mit externen Kooperationspartnern zum Austausch der lokalen Gesundheitsakteure genutzt. Zwei Drittel der Zentren arbeiten mit Akteuren der Kommunal- und Kreispolitik zusammen, sind teilweise in kommunaler Trägerschaft oder arbeiten eng vernetzt mit den Kommunen zusammen. Ehrenamtlich Tätige unterstützen 75 % der PORT-Zentren. Es erfolgt eine kontinuierliche Weiterentwicklung der Einrichtungen über einen monatlichen Austausch aller Beteiligten auf Augenhöhe. Dabei werden Optimierungspotenziale identifiziert. Bei den Patienten und an der Gesundheitsversorgung beteiligten Akteuren wird eine hohe Zufriedenheit erreicht.

Zur Gründung bedarf es keines besonderen über die Regelversorgung hinaus betriebswirtschaftlichen oder vertragsjuristischen Rahmens, da es sich um ein niedrigschwelliges Modell handelt. Jedoch ist eine Realisierung des Konzeptes nur durch eine Förderung möglich, da bestehende Vertrags- und Vergütungsstrukturen der ambulanten Versorgung eine Umsetzung nicht zulassen. Vor allem Länder und Kommunen fördern Primärversorgungszentren. Das Konzept ist insgesamt sehr adaptionsfähig. Rund 1000 Standorte in Deutschland könnten die Versorgung des gesamten Bundesgebietes abdecken (Nolting et al., 2021).

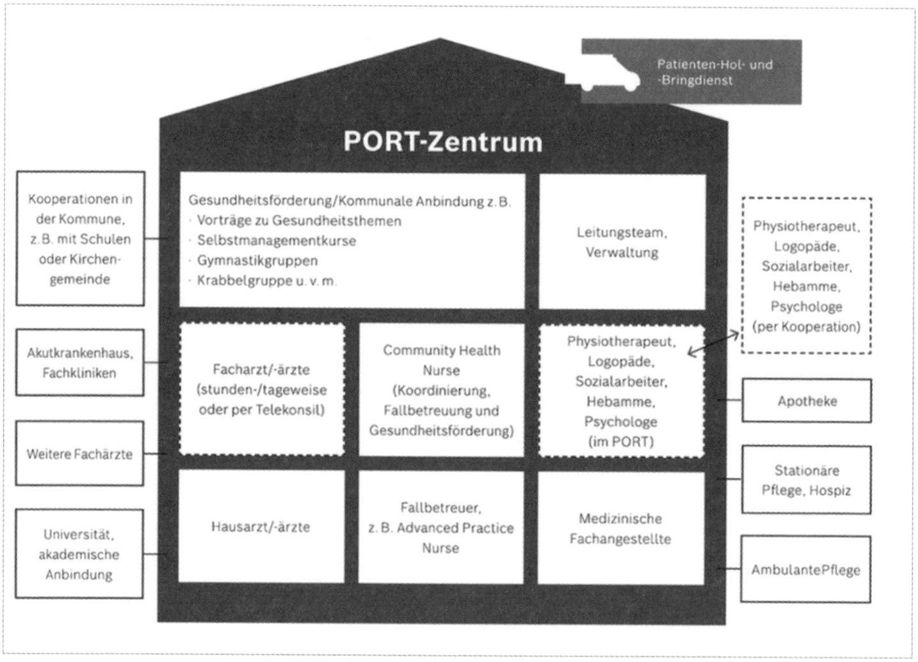

Abb. 42: Aufbau und Ausgestaltungsoptionen PORT-Zentren
Quelle: Darstellung der Robert Bosch-Stiftung, Nolting, Ochmann & Zich, 2021, S. 52.

5.1.4 Hausärztliches PVZ – Patientenversorgung Interprofessionell (HÄPPI)

Das HÄPPI-Konzept wurde vom Hausärzteverband in Kooperation mit der Universität Heidelberg entwickelt, um die hausärztliche Versorgung im berufsübergreifenden Team effizienter zu organisieren. Dabei werden Leistungen delegiert und digitale Werkzeuge genutzt. Das soll das Kernteam einer Praxis entlasten. Dieses besteht aus mindestens einem Hausarzt sowie nicht-ärztlichen Angestellten und unterschiedlichen Fachkräften. Die an die Fachkraft delegierten Leistungen hängen von den vorliegenden Qualifikationen des Personals ab. Dazu werden bereits erprobte etablierte Möglichkeiten genutzt, die regional unterschiedlich integriert werden. Praxismanager übernehmen die nicht medizinischen Tätigkeiten wie personelle und organisatorische Aufgaben. Aufgrund dieser definierten und geregelten Delegation wird der Arzt-Patienten-Kontakt auf das medizinisch Notwendige reduziert, um so die knappe ärztliche Ressource zu entlasten. Im Konzept werden nicht-ärztliche und akademische Gesundheitsberufe, eine digitale und analoge Versorgung, Patient-Reported-Outcomes (PRO) sowie die Zusammenarbeit mit anderen Akteuren des Gesundheitswesens wie Kommunen, Heilberufler, Fachärzten und Sozialarbeitern, integriert. Eine Umsetzung und Finanzierung lässt sich unabhängig von der Praxisgröße über die Verträge zur Hausarztzentrierten Versorgung (HZV) realisieren (Hausärztinnen- und Hausärzteverband, 2023).

5.1.5 Regionale Gesundheitszentren (RGZ)

Der Verband der Ersatzkassen (vdek) e. V. verfolgt mit seinem Konzept der RGZ die Stärkung der ganzheitlichen ambulanten Versorgung aus einer Hand unter einem Dach. Zu den Grundpfeilern der Zentren gehören Hausärzte, nicht-ärztliche Praxisassistenten, weitere medizinische Fachberufe, eine fachärztliche Grundversorgung, Videosprechstunden und ein Case-Management in Zusammenarbeit mit Krankenkassen, die die Lotsenfunktion für die Terminkoordinierung übernehmen (Abbildung 43).

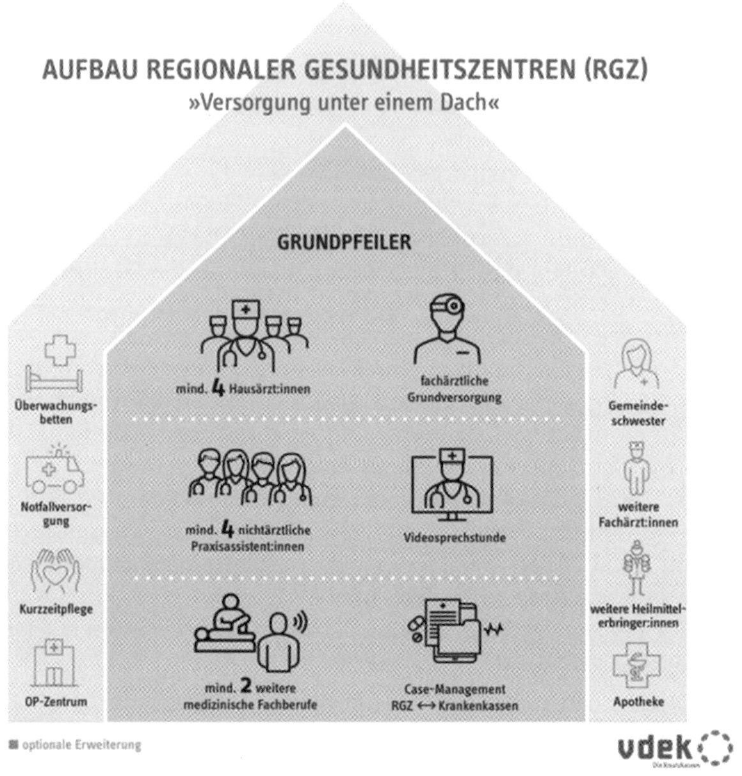

Abb. 43: Regionale Gesundheitszentren (RGZ)
Quelle: Kloepfer et al., 2022, S. 7.

Das RGZ kann um weitere Gesundheitsakteure wie Gemeindeschwestern, Apotheken, Heilmittelerbringer, Notfallversorgung, OP-Zentrum und Überwachungsbetten ergänzt werden. Zur Sicherstellung einer bedarfsgerechten Versorgung sollen regionale Partner eingebunden werden und das RGZ soll in unterversorgten Regionen getestet werden. Ein Rahmen mit Mindeststandard zur deutschlandweiten Umsetzung soll dabei vom Gemeinsame Bundesausschuss (GBA) vorgegeben werden. Die Umsetzung des niederschwelligen Versorgungsangebotes soll von den Selbstverwaltungsgremien vor Ort gestaltet werden.

Als weiteres Praxisbeispiel kann hier die Umwandlung des Krankenhauses Norden in Ostfriesland in ein RGZ genannt werden. Die drei bestehenden Krankenhäuser in Emden, Aurich und Norden können nur defizitär betrieben und nicht alle Leistungen können vorgehalten werden. Nach Prognosen der Kassenärztlichen Vereinigung Niedersachsen (KVN) liegt zudem beispielsweise der hausärztliche Versorgungsgrad im Landkreis Aurich für das Jahr 2035 bei 60 %. Daher wurde bereits vor einigen Jahren durch die von Landkreis Aurich und der kreisfreien Stadt Emden gegründete gemeinsame Trägergesellschaft mit der Planung und nunmehr aktuell mit dem Bau eines Zentralklinikums begonnen. Die Altstandorte sollen zukünftig einer Nachnutzung in der Gesundheitsversorgung zugeführt werden. Die Ubbo-Emmius-Klinik Norden musste aufgrund sinkender Patientenzahlen, nicht zu besetzender Ärztestellen und wirtschaftlicher Herausforderungen im Juli 2023 in den bisherigen Strukturen teilgeschlossen und als Regionales Gesundheitszentrum (RGZ) neu ausgerichtet werden. Die Notfallambulanz wurde von nun an nicht mehr ganztägig, sondern tagsüber von Montag bis Sonnabend geöffnet. Die somatische Abteilung des Krankenhauses mit 150 stationären Betten, die meist nur zu einem Drittel ausgelastet waren, wurde auf 25 Betten reduziert. Die Psychiatrie blieb von der Transformation unberührt. Fachkompetenzen in den Bereichen Innere Medizin, Allgemeinchirurgie, Palliativmedizin und der Schmerzmedizin konnten auf einer Ebene gebündelt und Synergien genutzt werden. Zudem wurde eine kardiologische Ermächtigungsambulanz neu beantragt und die Schmerzambulanz am Standort fortgesetzt. Zusätzlich wurde das Innovationsfondprojekt STATAMED zeitgleich mit den neuen Strukturen eingeführt. Durch die besondere Versorgung von Flying Nurse und Patientenlotse konnte ein neues Angebot geschaffen werden, um die Patientenversorgung auch über das stationäre Angebot hinaus sicherzustellen und somit Brücken zur ambulanten Versorgung zu schaffen (Dinse-Lambracht et. al, 2025).

5.1.6 Integrierte Primärversorgungszentren (IPVZ)

IPVZ sind nach dem Konzept des Bundesverbands Managed Care (BMC) Leistungs- und Vernetzungszentren, in denen Versorgungsleistungen mit Prävention, Pflege und Rehabilitation an einem Ort verknüpft werden sowie eine Vernetzung mit sozialen Angeboten erfolgen soll. Es handelt sich um eine populationsbezogene Gesundheitsförderung, insbesondere zur Prävention und zur Versorgung chronisch Kranker. Die ambulant tätigen Ärzte arbeiten direkt im IPVZ oder es findet eine Anschlussversorgung in Kooperationspraxen statt. Ebenso ist eine Vernetzung mit anderen Leistungserbringern, beispielsweise zur Arznei- und Hilfsmittelversorgung, geplant. Die Ärzte werden von einem multiprofessionellen Team aus Sozialarbeitern, Therapeuten, Logopäden und Community Health Nurses nach skandinavischem Vorbild unterstützt und entlastet. Die Förderung von Gesundheitskompetenz ist eine weitere Zielstellung der IPVZ und eine Kooperation mit Gesundheitskiosken ist denkbar. Dabei sollten digitale Möglichkeiten zum Informationsaustausch oder zur Versorgung konsequent genutzt werden. Die Strukturen sollten bedarfsgerecht geplant und qualitativ ausgerichtet werden. Hinsichtlich der Trägerschaft und Organisationsform sollte es keine Einschränkungen geben und bei festgestellten unterversorgten Regionen sollten Kommunen ein Ausschreibungsrecht erhalten (Hinke, 2022).

5.1.7 Primärversorgungszentrum (PVZ)

Der Referentenentwurf des Gesundheitsversorgungsstärkungsgesetz (GVSG) sah die Möglichkeit zur Errichtung von Primärversorgungszentren vor, die das hausärztliche Versorgungsangebot insbesondere in strukturschwachen Gebieten ergänzen sollen. Zielstellung ist es, die steigenden Bedarfe in der Versorgung zu decken und die Attraktivität für Ärzte zu erhöhen, damit sie sich in unterversorgten Regionen niederlassen. In diesen Zentren kann ein breites Angebot an Versorgungsleistungen angesiedelt werden, welches koordinierend unter einem Dach multiprofessionell angeboten wird. Die medizinische Versorgung und die sozialen Anliegen von Bürgern sollen besser koordiniert und begleitet werden. Dazu sollen verstärkt nicht-ärztliche Fachkräfte aus Medizin und Pflege eingesetzt und die Zusammenarbeit von Hausärzten mit nicht-ärztlichen Leistungserbringern, Gesundheitskiosken oder Kommunen angestrebt werden. Voraussetzung zur Einrichtung eines PVZ ist, dass eine Unterversorgung im hausärztlichen Bereich festgestellt wurde oder droht und eine Kooperationsvereinbarung mit einem Gesundheitskiosk oder einer Kommune geschlossen wird. Weiterhin sind dort neben hausärztlichen auch fachärztliche Leistungen anzubieten und die Zulassung erfolgt durch die zuständige KV. (Bundesministerium für Gesundheit (BMG), 2023). Damit sind PVZ am besten vergleichbar mit dem Modell der RVZ und auch ist ihre Gründung komplexer als die eines MVZ.

5.2 Einsatz von nicht-ärztlichen Gesundheitsberufen fördern

Hausärzte übernehmen als erste Anlaufstelle die Filter-, Steuer- und Koordinationsfunktion, die Gesundheitsberatung und -förderung sowie die Betreuung im Kontext der sozialen Gemeinschaft, des häuslichen Umfeldes und der Familie (Nolting et al., 2021). Insofern zählen sie zu den maßgeblichen Akteuren in der Gesundheitsversorgung, deren Verfügbarkeit in der Gemeinde eine der zentralen Anforderungen zur Sicherstellung der zukünftigen Versorgung vor Ort darstellt. Deshalb wird es bedeutsam sein, heute Maßnahmen einzuleiten, um dies sicherzustellen.

Um die ärztliche Ressource zu schonen, bietet sich eine Entlastung durch nicht-ärztliche Gesundheitsberufe an. In Deutschland existieren verschiedene Berufsbilder mit zum Teil unterschiedlichen Bezeichnungen, Qualifikationen, Aufgaben, regionalen Ausprägungen und Umsetzungsständen in der Praxis. Nachfolgend werden die wesentlichsten Berufsbilder beschrieben. Es handelt sich nicht um eine vollständige Übersicht, sondern es geht vielmehr darum, aus den Erkenntnissen Ansätze zum Einsatz von nicht-ärztlichen Gesundheitsberufen in der Gemeinde Krummhörn zu planen.

5.2.1 Hausärztliche Praxisassistenz

Der Hausärztinnen- und Hausärzteverband Niedersachsen bietet zertifizierte Weiterbildungen zur hausärztlichen Praxisassistenz für Personen an, die bisher nicht in diesem Fach tätig waren. Diese sollen das in den Praxen bereits eingesetzte medizinische Fachpersonal von den Aufgaben der Praxisorganisation entlasten, die nicht deren medizinische Kompetenz benötigt. Es besteht die Möglichkeit einer Förderung der Fortbildung und zu einem Teil des Gehaltes über die Agentur für Arbeit (Hausärztinnen- und Hausärzteverband Niedersachsen, 2024).

5.2.2 Nicht-ärztliche Praxisassistenz (NÄPA)

Hausärztliche Praxen können zu ihrer Entlastung für nicht-ärztliche Tätigkeiten Fachkräfte anstellen, die sogenannten NÄPA. Diese unterstützen nach einer absolvierten Zusatzqualifikation im Rahmen von Besuchen der Patienten in der Praxis und vor Ort zu Hause oder in der Pflegeeinrichtung durch Dokumentation und Testverfahren, Patientenschulungen und Leistungen wie beispielsweise das Anlegen von Langzeit-Blutdruckmessungen und das Bestimmen von Laborwerten nach einer Delegation durch den Arzt. Voraussetzung dafür ist, eine Ausbildung in einem nicht-ärztlichen Heilberuf und drei Jahre Berufserfahrung sowie Erfahrungen mit Hausbesuchen in Pflege-Einrichtungen zu haben. Seit 2023 gilt das auch für pflegerische Fachkräfte, die eine Ausbildung nach dem Pflegeberufegesetz mit Stand 2020 absolviert haben. Die Anstellung einer NÄPA wird nach Genehmigung der KV mit einem Strukturzuschlag gefördert und auch die Besuche der Patienten können abgerechnet werden (Kassenärztliche Bundesvereinigung (KBV), 2023).

5.2.3 Versorgungsassistent in der Hausarztpraxis (VERAH)

Ausgebildete medizinische Fachangestellte (MFA) können sich über eine Weiterbildung zur VERAH qualifizieren. Die Fortbildung umfasst über 200 Stunden im Seminar und in der Hausarztpraxis sowie ein Praktikum, um verschiedene Gesundheitsakteure kennenzulernen. Zu den Voraussetzungen gehören neben der abgeschlossenen Qualifikation der MFA umfassende Berufserfahrung und eine fortwährende Tätigkeit in einer Hausarztpraxis. Sonderzulassungen bei paramedizinischen Qualifikationen sind ggf. möglich, wenn eine Berufserfahrung von 24 Monaten nachgewiesen werden kann. Nach erfolgreicher Qualifikation kann die VERAH die Patientenversorgung teilweise mitübernehmen, Hausbesuche bei älteren Patienten durchführen, beispielsweise Wundversorgungen und Medikamentenmanagement übernehmen oder den allgemeinen Zustand der Patienten beurteilen. VERAHs können bei Gesundheitsfragen und Formalitäten nach Rücksprache mit dem Hausarzt beraten, Pflegestufe beantragen, sowie in der Praxis Abläufe und Netzwerke mit Gesundheitsakteuren organisieren. Sie können bei der Patientenversorgung und im Qualitätsmanagement unterstützen, Kollegen anleiten und Wissen weitergeben (Institut für Hausärztliche Fortbildung (IHF) e. V., 2024).

5.2.4 Primary Care Manager (PCM)

Ausgebildete VERAHs und NÄPAs können sich berufsbegleitend im Rahmen des Bachelor-Studiengangs „Primärmedizinisches Versorgungs- und Praxismanagement“ fortbilden. Sie erlangen damit die Qualifikation zur PCM für die Übernahme weiterer Aufgaben bei der Versorgung am Patienten, wie etwa Untersuchungen und Beratungen. Außerdem übernehmen sie Aufgaben im Praxismanagement, wie beispielsweise in der Personalplanung und im Case-Management (Hausärztinnen- und Hausärzteverband, 2024).

5.2.5 Physician Assistant (PA)

Arztassistenten übernehmen Aufgaben im medizinischen Bereich, die Ärzte an sie delegieren. Beispielsweise assistieren sie bei der Wundversorgung oder bei der Blutabnahme im stationären sowie ambulanten Bereich. Ebenso stehen sie den Patienten beratend zur Verfügung und klären sie über Befunde oder anstehende Behandlungen auf. Sie organisieren im Berufsalltag, dokumentieren und koordinieren im Team Behandlungsverläufe. Mit dieser entlastenden Funktion können sie zur Steigerung der Zufriedenheit der Ärzte beitragen. Die Weiterbildung von medizinischen Fachangestellten und Pflegeberufen erfolgt durch einen Bachelor-Studiengang (Bundesärztekammer und Kassenärztliche Bundesvereinigung, 2017).

5.2.6 Community Health Nurses (CHN)

Die CHN gehört zu den pflegerischen Berufsbildern in der Primärversorgung, die zwar in den aktuellen Koalitionsvertrag als Empfehlung aufgenommen wurde, jedoch noch nicht etabliert ist (Sozialdemokratische Partei Deutschlands, 2021). Community Health Nursing ist ein umfassendes Konzept, welches international in der Primärversorgung dort umgesetzt wird, wo Versorgungsdefizite bestehen. Es bezieht sich auf „Health Nursing“, also die Gesundheitspflege in einer Community und hat zum Ziel, über das Berufsbild der CHN die Gesundheitsversorgung sicherzustellen (Burgi & Igl, 2021). Community wird dabei als Gemeinde verstanden, in der die CHN für die dort ansässigen Gruppen bedarfsorientiert tätig wird (Reuschenbach & Priming, 2021). Eine Übersichtsarbeit zum internationalen Stand der CHN mit über 20 Studien zeigt die Einsatzmöglichkeiten einer CHN auf. Diese sind vielfältig und nach Ansicht der Autoren erbringen die CHN einen Mehrwert in der wohnortnahen Primärversorgung, insbesondere für die chronisch Erkrankten. Tätigkeiten im sozialen, pflegerischen und therapeutischen

Bereich, beispielsweise im Medikamentenmanagement sowie in der Steuerung entlang von Versorgungspfaden, tragen dazu bei. Eine Übertragung auf die deutsche Gesundheitsversorgung könnte diese niederschwellig in unterversorgten Regionen unterstützen (Iversen, Wolf-Ostermann & Petersen-Ewert, 2023). Weitere Studienergebnisse mit moderater Evidenz zeigen, dass es hinsichtlich des Outcomes zum Gesundheitszustand, der Patientenzufriedenheit und der Inanspruchnahme von Rezepten, Krankenhauseinweisungen und Arztkonsultationen zu keinem Nachteil kommt, wenn speziell ausgebildete Pflegefachkräfte in der Primärversorgung diese Tätigkeiten übernehmen. Bei der Patientenzufriedenheit und Versorgung von chronisch Erkrankten, beispielsweise bei Diabetes und Herzkreislauferkrankungen, fallen die Ergebnisse der Pflegekräfte im Vergleich zur ärztlichen Versorgung sogar leicht besser aus (Laurant, Sergison & Sibbald, 1998). Es existieren international unterschiedliche Ausbildungskonzepte für das Berufsbild der CHN. Grundsätzlich erfolgt die Qualifikation über einen Masterstudiengang, jedoch besteht bisher keine einheitliche definierte Beschreibung in Deutschland (Iversen et al., 2023). Vereinzelt werden Masterstudiengänge zur CHN für Personen mit Bachelorabschluss in der Pflege angeboten. Inhalte des Studiums sind Themen der Daseinsvorsorge und der Gesundheitsversorgung. Damit werden die pflegerischen Tätigkeiten um Kompetenzen der Gesundheitsförderung und Prävention sowie der Versorgung erweitert. Diese Fähigkeiten werden innerhalb und außerhalb von Gesundheitszentren eingesetzt. Um ihre Tätigkeit auszuüben, erhält die CHN erweiterte Handlungsspielräume. Dies ist die Grundlage, um das Sicherstellen der Grundversorgung der Betroffenen zu erreichen. Auch die Analyse und Planung von Versorgungsstrukturen, wie beispielsweise die Ermittlung der Pflegebedarfe, gehört zu dem Tätigkeitsfeld der CHN. In der Gesundheitsversorgung übernehmen sie neben den Tätigkeiten der Pflege auch Aufgaben der Primärversorgung, die heute über die Hausärzte erfolgen. CHN arbeiten somit in interdisziplinären Teams mit Ärzten und weiteren Gesundheitsakteuren zusammen und können hier eine Koordinationsfunktion wahrnehmen (Reuschenbach & Priming, 2021).

5.2.7 Advanced Practice Nurse (APN)

Ein ähnlich qualifiziertes Berufsbild wie das der CHN existiert in Deutschland mit der APN. Diese Pflegeexperten sind über einen Masterstudiengang befähigt, medizinische und pflegerische Tätigkeiten spezialisiert durchzuführen und agieren eigenständig im multiprofessionellen Team mit Patienten und deren Angehörigen (Deutscher Berufsverband für Pflegeberufe (DBfK), 2023a).

5.3 Fallmanagement bei komplexem Versorgungsbedarf

Das Fallmanagement, als deutsche Bezeichnung für Case Management, hat zum Ziel, die Versorgung von Menschen mit besonderem Versorgungsbedarf effizienter zu gestalten (Löcherbach, Klug, Remmel-Faßbender & Wendt, 2009). Es erfolgt eine fallbezogene, sektorenübergreifende Steuerung, die sich am individuellen Versorgungsbedarf des Patienten orientiert (Deutsche Gesellschaft für Care und Case Management (DGCC), 2020). Dazu gibt es in Deutschland bereits einige Initiativen, die Impulse für ein Fallmanagement in der Gemeinde Krummhörn liefern können. So existieren beispielsweise einige Vorhaben zur Verbesserung der Schlaganfallnachsorge (Kaendler et al., 2022). Die hierzu eingesetzten Schlaganfall-Lotsen sind nicht selbst an der Versorgung beteiligt, sondern analysieren und koordinieren den Versorgungsbedarf im einzelnen Fall (Siebdrat & Brinkmeier, 2020). Andere Vorhaben gehen weiter, indem die Fallmanager medizinisch-pflegerisch tätig werden. Im Projekt „FAMOUS – Fallbezogene Versorgung multimorbider Patientinnen und Patienten in der Hausarztpraxis durch Advanced Practice Nurses (APN)" wird aktuell der Einsatz von APN in ländlichen Regionen in Rheinland-Pfalz evaluiert. Dort haben insgesamt neun APN 850 Patienten aus neun Hausarztpraxen betreut. Die individuelle Betreuung der multimorbiden chronisch Kranken erfolgte auf Basis des aufgenommenen Bedarfs der Patienten. Dieser wird mit dem behandelnden Hausarzt in Fallkonferenzen abgestimmt und bei Bedarf angepasst (Katholische Hochschule Mainz, 2023). Im Oberbergischen Kreis wurde das Projekt „OBERBERG FAIRsorgt – Intersektoral vernetzte Betreuung Pflegebedürftiger im Oberbergischen Kreis" durchgeführt. Hier ist die Kommune verantwortlich für die Projektsteuerung. Im Einsatz sind dort Fallmanager, die bedürftige Senioren in das Programm aufnehmen und die Bedarfe feststellen. Die Fallmanager sind auch außerhalb der Sprechzeiten der Hausarztpraxis telefonisch erreichbar und kümmern sich um die gesundheitlichen und sozialen Belange der Teilnehmer. Unterstützt werden sie dabei von einer digitalen Kommunikationsplattform, in der Informationen zum Gesundheitszustand festgehalten werden (Oberbergischer Kreis, 2024). Beide Projekte werden über den Innovationsausschuss des GBA gefördert und Evaluationsergebnisse stehen noch aus (Innovationsausschuss beim Gemeinsamen Bundesausschuss gemäß § 92b SGB V, o. J.).

Das Modellprojekt Gemeindeschwester^{plus} wurde von 2015 bis 2018 in Rheinland-Pfalz erprobt und im Jahr 2022 evaluiert. Die Gemeindeschwester^{plus} unterstützt präventiv ältere Personen im häuslichen Umfeld, die noch nicht pflegebedürftig sind. Sie führt individuelle Beratungen zu gesundheitlichen und sozialen Themen durch, beispielsweise zum Wohnraum, Angebote zur Kontaktpflege, zur Mobilität oder zur Bewegung. In der Kommune informiert sie über Bedarfe zur Gesundheitsversorgung und regt zur Gründung oder dem Ausbau entsprechender wohnortnaher Strukturen an. Zum Ende des Jahres 2022 waren insgesamt 70 Gemeindeschwestern^{plus} für 45 Vollzeitstellen tätig. Die Gemeindeschwester^{plus} soll bis 2026 im gesamten Bundesland Rheinland-Pfalz etabliert sein und dazu noch weitere neun Vollzeitstellen eingerichtet werden. Die Finanzierung erfolgt durch das Land Rheinland-Pfalz, welches zu diesem Zweck für das Jahr 2024 3,35 Millionen € eingeplant hat (Ministerium für Arbeit, Soziales, Transformation und Digitalisierung Rheinland-Pfalz, 2024).

Ein weiteres Praxisbeispiel zum Einsatz von nicht-ärztlichem Personal ist das Gesundheitsnetz „Genial" im Altkreis Lingen. Es wurde bereits 2008 gegründet, besteht aus einem Netzwerk von 71 Ärzten, welche 90 % der Versorgung in Lingen abdecken. Die Hälfte sind Hausärzte. Das Netz baut, gefördert vom Land, einen Pool an qualifizierten nicht-ärztlichen Fachkräften auf, den sich die Praxen teilen. Diese medizinischen Fachangestellten und Sozialarbeiter übernehmen Hausbesuche und führen ein Fallmanagement aus medizinischer, pflegerischer und sozialer Sicht durch (Ärztezeitung, 2023a).

5.4 Gesundheitsförderung, Prävention und Gesundheitskompetenz

Um Krankheiten vorzubeugen ist eine gesunde Lebensweise wichtig. Diese wird durch bewusste Ernährung, ausreichend Bewegung und Vermeidung von Übergewicht, Rauchen sowie den Verzicht von übermäßigem Alkoholgenuss erreicht (Richter et al., 2021). Zur Förderung dieses Verhaltens stehen Angebote zur Gesundheitsförderung und Prävention in Deutschland in großer Anzahl zur Verfügung. Die Umsetzung sollte individuell nach Bedarf und aufgrund von Qualitätsmerkmalen erfolgen. Eine allgemeine Auswahl an dieser Stelle würde voraussichtlich nur wenig wirksam sein. Erst der Einbezug der Bedarfe der individuellen Situation oder der Gegebenheiten in den Kindergärten, Schulen oder Betrieben machen passgenaue Maßnahmen möglich. Deshalb wird an dieser Stelle lediglich auf einige ausgewählte Ansätzen eingegangen.

Der individuelle Bedarf vor Ort sollte beispielsweise durch Gesundheitspfleger oder Schulgesundheitspfleger bestimmt werden. Der Landespräventionsrat Niedersachsen empfiehlt die „Grüne Liste Prävention" zur Suche und Auswahl geeigneter und evidenzbasierter Angebote für Kinder und Jugendliche (Landespräventionsrat Niedersachsen, 2024). Ebenso fördert die Gesetzliche Krankenversicherung (GKV) zahlreiche Präventionsangebote für Kindergärten, Schulen und Betriebe. Es werden unterschiedliche Zielgruppen wie Kinder, Jugendliche, Erwachsene und ältere Menschen gefördert. Über die Website des GKV-Spitzenverbandes (GKV-SV) ist eine Übersicht der von den Krankenkassen geförderten und über die zentrale Prüfstelle für Prävention zertifizierten Angebote zu finden (GKV-Spitzenverband, 2024). Weiterführende Informationen und Hilfen finden sich online bei der Bundeszentrale für gesundheitliche Aufklärung, der Fachbehörde des Bundesministeriums für Gesundheit (BZgA Bundeszentrale für gesundheitliche Aufklärung, 2024a). Auch der Einsatz von smarten Sensoren, wie Schrittzählern oder Test-at-Home, können zur Prävention genutzt werden (Kloepfer et al., 2022).

Ferner sollte dem Impfen ein besonderes Augenmerk gelten, denn es zählt zu den wirksamsten Ansätzen zur Krankheitsvorbeugung (Robert Koch-Institut (RKI), 2023). Andere Länder wie Dänemark sind hier Vorbilder im Erreichen der von der WHO empfohlenen Impfquoten. Zu den Best-Practice-Ansätzen gehören zusätzliche, niederschwellige Angebote zum Impfen, beispielsweise durch den öffentlichen Gesundheitsdienst, durch Apotheken, Betriebsärzte oder mobile Impfteams in Kindergärten und Schulen (Monitor Versorgungsforschung & Stegmaier, 2023). Ebenso unterstützen Impferinnerungen die Steigerung der Impfquote. Gleiches gilt für eine Aufklärung über Chancen und Risiken des Impfens in verständlicher Sprache. Eine tragende Rolle kommt dabei dem medizinischen Personal zu, da dieses das Vertrauen der Bevölkerung genießt (Stegmaier, 2022b). Auch ein digital unterstütztes Impfmanagement inklusive einer Dokumentation ist hier denkbar. Potenzial besteht besonders bei Personen im jungen Erwachsenenalter mit Grunderkrankungen, bei denen sich durch eine Impfung stationäre Einweisungen, schwere Krankheitsverläufe und Todesfälle vermeiden lassen (Monitor Versorgungsforschung & Stegmaier, 2023).

Die GF und Prävention in Schulen kann durch den Ansatz der Schulgesundheitspflege unterstützt werden. Diese hat zum Ziel, die Gesundheit von Kindern und Jugendlichen über gesundheitsfördernde und präventive Maßnahmen zu stärken. Schulgesundheitspfleger helfen bei Notfällen, unterstützen bei akuten und chronischen Erkrankungen und fördern die Inklusion. Sie führen auch Beratungs- und Informationsgespräche sowie Schulungen für Kinder und Jugendliche, Eltern und Lehrende durch. Inhalte sind dabei Sucht, Sexualität, Ernährung, Bewegung und psychosoziale Themen. Schulgesundheitspfleger können außerdem Impfprogramme, gesunde Kochkurse und andere Aktionen unterstützen (Deutscher Bundesverband für Pflegeberufe (DBfK), 2023b). Hierüber wird nicht nur die körperliche und geistige Gesundheit gestärkt, sondern auch die Gesundheitskompetenz der Lehrkräfte, Eltern und anderer Angehöriger (Ewers, 2022). Vor allem Menschen, die sich über Studiengänge in Pflegewissenschaften weiterqualifiziert haben und Kenntnisse in der Kinderheilkunde, Notfallversorgung, Gesundheitsförderung und Prävention besitzen, eignen sich als Schulgesundheitspfleger. Eine flächendeckende Umsetzung in Deutschland existiert noch nicht, jedoch haben einige Bundesländer bereits begonnen, diese Fachkräfte zu etablieren (Deutscher Bundesverband für Pflegeberufe (DBfK), 2023b).

Zu den strukturellen Ansätzen zur Stärkung der Gesundheitsförderung und Gesundheitskompetenz zählen auch Gesundheitskioske. Zielstellung der Gesundheitskioske ist die Förderung der Gesundheitskompetenz von Bürgern mit erhöhtem Hilfebedarf. Erste Erfahrungen wurden in Projekten gesammelt und die regelhafte Einführung wird aktuell politisch diskutiert (Köckler, Roll, Wessels & Hildebrandt, 2023).

5.5 Digitalisierungsansätze zur Zusammenarbeit und Versorgung

Weiterhin kann die Verwaltungslast der Gesundheitsversorgung durch die Digitalisierung reduziert werden. Gut auf die Bedürfnisse in der Gesundheitsversorgung abgestimmte Digitalisierung bringt Vorteile für die an der Versorgung beteiligten Akteure mit sich. Zu diesen Vorteilen zählt die Minimierung von administrativen Tätigkeiten. Die dadurch eingesparte Zeit können Ärzte und andere Leistungsträger für die Versorgung am Patienten nutzen. Weitere Vorteile der Digitalisierung sind ein verlässlicher Datenaustausch, die Verbesserung der interdisziplinären Zusammenarbeit, der Transparenz und Datenverfügbarkeit sowie die Steigerung der Prozesseffizienz (Angerer & Berger, 2023). Insbesondere können in einem PVZ über die Bündelung von technischen und personellen Kapazitäten größere Digitalisierungsvorhaben umgesetzt werden als in einzelnen Arztpraxen (Kloepfer et al., 2022). Bei der Nutzung von digitalen Möglichkeiten wie Apps ist darauf zu achten, dass die Bereitstellung und Verknüpfung von digitalen und analogen Angeboten mitbedacht wird, um den Zugang für alle Einwohner, unabhängig ihrer digitalen Kompetenz, zu ermöglichen (Kloepfer et al., 2022).

Eine vollständige Aufzählung ist im Rahmen dieser Veröffentlichung nicht möglich und sollte auch aufgrund der dynamischen Entwicklung in diesem Bereich zum Stand der Umsetzung überprüft und aktualisiert werden.

5.5.1 Digitale Kommunikationsplattform und Gesundheitsportal

Eine konsequente digitale Ausprägung bei der Dokumentation von Diagnose und Behandlung zum Informationsaustausch der an der Versorgung beteiligten Akteure sollte das Ziel sein. Dieser Austausch kann über den Aufbau einer Kommunikationsplattform, die eine elektronische Fallakte beinhaltet, erreicht werden. Über diese Plattform können sich alle Gesundheitsakteure vernetzen und entlang des Behandlungspfades die versorgungsrelevanten Informationen für einen Patienten erfassen (Oberbergischer Kreis, 2024). Auch der Patient sollte Zugang zu dieser Fallakte haben (Hinke, 2022).

Die Internetseite der Gemeinden könnten zu einem Gesundheitsportal für die Einwohner ausgebaut werden über das sie zu Angeboten der Gesundheitsversorgung informiert werden. Auch über Kennzahlen zur Gesundheitsversorgung und deren Entwicklung aufgrund der eingeleiteten Maßnahmen könnte öffentlich berichtet werden, um so die Aktivitäten der Gemeinde transparenter zu gestalten. Für Gesundheitsakteure könnte diese Plattform über einen separaten Zugang zu einem Versorgungsatlas ausgebaut werden, welcher um medizinische und pflegerische sowie um vertragstechnische Informationen angereichert wird.

5.5.2 Telemedizinische Angebote

Telemedizin stellt Angebote zu Diagnosestellungen, Informationsvermittlung und Behandlungen über die Distanz mittels digitaler Anwendungen zur Verfügung. Dazu werden unterschiedliche Kanäle genutzt, etwa Video- oder Audioanrufe, Textnachrichten, Apps oder spezielle Telemedizinsysteme (World Health Organization (WHO), 2012). Konkret können Daten oder Bilder versendet werden, um beispielsweise Spezialisten bei radiologischen oder dermatologischen Befunden zu konsultieren. Telemedizin ermöglicht auch den direkten Austausch von Patienten und mehreren Gesundheitsakteuren in Echtzeit (World Health Organization (WHO), 2022). Ebenso ist der Aufbau eines Netzwerks möglich, welches Tag und Nacht eine Versorgung ermöglicht, die beim Patienten zu Hause erfolgt, statt im Krankenhaus. Beim Notruf kann über die Leitstelle entschieden werden, ob der Rettungsdienst eingesetzt werden muss oder ein Gesundheitspfleger oder eine Hilfsorganisation der Gemeinde ausreicht. Diese sind bei Bedarf telemedizinisch im Austausch mit dem ärztlichen Personal (Charité – Universitätsmedizin Berlin, 2024).

Ferner dient Telemonitoring zur Fernüberwachung des Gesundheitszustands von Patienten, insbesondere von chronisch Kranken. Dazu werden von medizinischen Geräten Daten wie Blutdruck oder Herzfrequenz erfasst und an das Gesundheitspersonal übermittelt (World Health Organization (WHO), 2022). Dies bietet insbesondere Chancen bei der Überwachung von chronischen Krankheiten wie Herzinsuffizienz, chronisch obstruktive Lungenerkrankung (COPD) und Schlafapnoe, wenn die Daten gemonitort und von medizinischem Personal ausgewertet werden. So können Gesundheitsrisiken schneller erkannt und die Patienten besser versorgt werden (Schlingensiepen, 2023).

5.5.3 Ersthelfer App und First Responder-System

Gerade wenn Rettungsdienste weite Strecken zurücklegen müssen, um zum Einsatzort zu gelangen, kann eine schnelle Erste Hilfe Leben retten. Bundesweit gibt es jährlich um die 70.000 Herz-Kreislauf-Stillstände – nur jeder zehnte überlebt. In einem Drittel der Fälle leisten Laien Erste Hilfe (CombiRisk GmbH, 2023). Mit der App KATRETTER existiert eine digitale Lösung, um Ersthelfer in der Nähe eines Notfalls schnell zu alarmieren. Potenzielle Ersthelfer müssen bei der Registrierung einen Nachweis über ihre Qualifikation erbringen. Sie werden im Notfall dann beispielsweise zu bewusstlosen Personen gerufen, um im Zweifel eine Herz-Lungen-Wiederbelebung durchzuführen, bis die Rettungskräfte eintreffen.

Alternativ gibt es noch die App Corehelper, die in anderen Regionen Deutschlands genutzt wird, aber ähnlich funktioniert (umlaut telehealthcare GmbH, 2023). Eine bundesweit einheitliche Lösung wäre in diesem Fall wünschenswert, damit auch Ersthelfer, die nur vorübergehend in der Gemeinde sind, bei Notfällen alarmiert werden können. Im Unterschied zu KATRETTER listet Corehelper allerdings auch alle Automatisierten Externen Defibrillatoren (AEDs) in der Region auf. AEDs können von Ersthelfern eingesetzt werden und ihnen so die Reanimation erleichtern. Außerdem reduzieren sie das Risiko des Patienten nach erfolgreicher Reanimation mit Hirnschäden weiterzuleben (Schlimpert, 2015).

Die App KATRETTER kann zudem Ausgangspunkt für den Aufbau eines qualifizierten First-Responder-Systems dienen. In der Schweiz und in Dortmund gibt es bereits solche Systeme. Dabei werden Rettungskräfte nicht nur durch Laien, sondern auch durch ausgebildete Rettungshelfer unterstützt. Die Ausbildung eignet sich beispielsweise für freiwillige Feuerwehrleute. Im Gegensatz zu Ersthelfern, die durch Corehelper oder KATRETTER alarmiert werden, sind First Responder nicht nur in Erster Hilfe, sondern auch in der notfallmedizinischen Versorgung geschult. Durch First Responder-Fahrzeuge in den Wachen der Freiwilligen Feuerwehren könnten First Responder deutlich schneller als der Rettungsdienst am Einsatzort sein. Ein First Responder-System vertraut zudem nicht darauf, dass sich zufälligerweise Ersthelfer in der Nähe eines Notfalls aufhalten (Interverband für Rettungswesen (IVR), 2018).

5.5.4 Instrumente zur Stärkung der Attraktivität einer Gemeinde

Zur Stärkung der Gemeindeattraktivität gehört die Sicherung und der Ausbau der Infrastruktur. Die Attraktivität kann über zielgruppengerechte Wohn- und Mobilitätsangebote geschaffen werden. Ein Breitbandausbau und Angebote für mobiles Internet fördern zudem die Digitalisierung. Ein Ausbau der Kinderbetreuung, Bildung, Kultur und Mobilität fördert die Attraktivität für Familien, Arbeitgeber und Arbeitnehmer. Ein weiterer Ansatz ist, über Bildungs- und Betreuungsangebote die Chance für eine Integration von Zuwanderern zu erhöhen (Bertelsmann Stiftung, 2020e).

6 Ableitungen für die Gemeinde Krummhörn und Zielbildentwicklung 2035

Aus der Analyse konnten für die vier Dimensionen Datengrundlagen identifiziert und in Teilen analysiert werden. Als Ausgangspunkt für die weitere Planung und zum Monitoring der Indikatoren kann ein Dashboard zum Einsatz kommen, welches prototypisch wie in Abbildung 44 aussehen könnte.

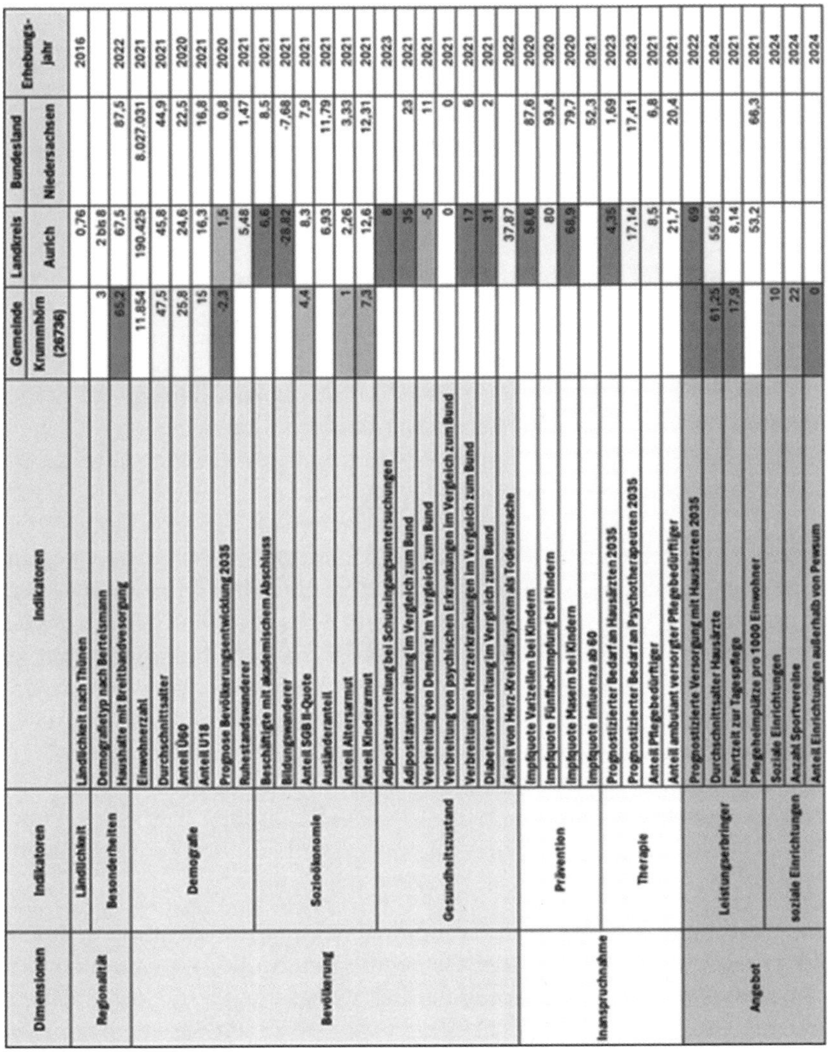

Dimensionen	Indikatoren	Indikatoren	Gemeinde	Landkreis	Bundesland	Erhebungsjahr
			Krummhörn (26736)	Aurich	Niedersachsen	
Regionalität	Ländlichkeit	Ländlichkeit nach Thünen		0,76		2016
	Besonderheiten	Demografietyp nach Bertelsmann	3	2 bis 8		
		Haushalte mit Breitbandversorgung	65,2	67,5	87,5	2022
Bevölkerung	Demografie	Einwohnerzahl	11.854	190.425	8.027.031	2021
		Durchschnittsalter	47,5	45,8	44,9	2021
		Anteil Ü60	25,8	24,6	22,5	2020
		Anteil U18	15	16,3	16,8	2021
		Prognose Bevölkerungsentwicklung 2035	-2,3	1,5	0,8	2020
		Ruhestandswanderer		5,48	1,47	2021
	Sozioökonomie	Beschäftigte mit akademischem Abschluss		6,6	8,5	2021
		Bildungswanderer		-28,82	-7,68	2021
		Anteil SGB II-Quote	4,4	8,3	7,9	2021
		Ausländeranteil		6,93	11,79	2021
		Anteil Altersarmut	1	2,26	3,33	2021
		Anteil Kinderarmut	7,3	12,6	12,31	2021
	Gesundheitszustand	Adipostasverteilung bei Schuleingangsuntersuchungen		8		2023
		Adipositasverbreitung im Vergleich zum Bund		35	23	2021
		Verbreitung von Demenz im Vergleich zum Bund		-5	11	2021
		Verbreitung von psychischen Erkrankungen im Vergleich zum Bund		0	0	2021
		Verbreitung von Herzerkrankungen im Vergleich zum Bund		17	6	2021
		Diabetesverbreitung im Vergleich zum Bund		31	2	2021
		Anteil von Herz-Kreislaufsystem als Todesursache		37,87		2022
Inanspruchnahme	Prävention	Impfquote Varizellen bei Kindern		58,6	87,6	2020
		Impfquote Fünffachimpfung bei Kindern		80	93,4	2020
		Impfquote Masern bei Kindern		68,9	79,7	2020
		Impfquote Influenza ab 60			52,3	2021
	Therapie	Prognostizierter Bedarf an Hausärzten 2035		4,35	1,69	2023
		Prognostizierter Bedarf an Psychotherapeuten 2035		17,14	17,41	2023
		Anteil Pflegebedürftiger		8,5	6,8	2021
		Anteil ambulant versorgter Pflegebedürftiger		21,7	20,4	2021
Angebot	Leistungserbringer	Prognostizierte Versorgung mit Hausärzten 2035		69		2022
		Durchschnittsalter Hausärzte	61,25	55,85		2024
		Fahrtzeit zur Tagespflege	17,9	8,14		2021
		Pflegeheimplätze pro 1000 Einwohner		53,2	66,3	2021
	soziale Einrichtungen	Soziale Einrichtungen	10			2024
		Anzahl Sportvereine	22			2024
		Anteil Einrichtungen außerhalb von Pewsum	0			2024

Abb. 44: Dashboard zum Monitoring der Indikatoren

Quelle: Eigene Darstellung.

In der Gemeinde Krummhörn treibt der stark und überproportional wachsende Anteil an älteren Einwohnern die Inanspruchnahme von Leistungen der Gesundheitsversorgung. Da ebenfalls mit schrumpfenden Angebotsstrukturen zu rechnen ist, bedarf es Lösungen, die diese kompensieren. Der medizinisch und pflegerische Behandlungsbedarf wird steigen, da Prognosen von einer wachsenden Anzahl an chronisch Erkrankten und Pflegebedürftigen ausgehen. Zielführende Handlungsansätze beinhalten die Schaffung eines häuslichen Umfeldes, das den Verbleib der Bevölkerung in der Häuslichkeit bis ins hohe Alter ermöglicht. Die Angebotsstrukturen sollten wohnortnah, insbesondere für nicht mobile Bewohner, sichergestellt werden.

Es werden zu den Handlungsfeldern individuelle Lösungsvorschläge für die Gemeinde Krummhörn abgeleitet. Aus deren Zusammenführung ergibt sich das zukünftige Zielbild zur Gesundheitsversorgung der Gemeinde Krummhörn 2035 (Abbildung 45).

6.1 Errichtung eines PVZ für die Gemeinde Krummhörn

Wohnortnahe Lösungen, die integrierte Ansätze zur Gesundheitsversorgung über die Bereiche Gesundheitsförderung, Prävention, Therapie, Pflege und Nachsorge zentral vereinen, bieten für die Gemeinde Krummhörn Chancen zur Sicherung der Primärversorgung. Die analysierten Handlungsoptionen zeigen hierzu vielfältige strukturelle Initiativen für Kommunen auf. Einige von ihnen sind durch eine hohe Komplexität in der Umsetzung gekennzeichnet, andere werden erst als Piloten erprobt oder befinden sich noch im laufenden Gesetzgebungsverfahren. Auch wenn unterschiedliche Konzepte vorliegen und verschiedene Begrifflichkeiten verwendet werden, ist der Ansatz immer, die Primärversorgung über eine multiprofessionelle Zusammenarbeit in einem Zentrum zu sichern. Im weiteren Verlauf dieser Arbeit wird daher der Begriff Primärversorgungszentrum (PVZ) verwendet, gemeint sind aber sämtliche umsetzbaren Formen der zuvor vorgestellten multiprofessionellen Zentren. Entscheidend bei der Planung des PVZ und für eine erfolgreiche Umsetzung sind die tatsächlichen Bedarfe vor Ort sowie die Inanspruchnahme der zur Verfügung gestellten Angebote durch die Einwohner. Nur bei entsprechender Nutzung der medizinischen Leistungen und der weiteren Unterstützungs- und Betreuungsangebote kann das Zentrum nachhaltig betrieben werden (Bieckmann et al., 2022).

Um die Strukturen der primären Gesundheitsversorgung zu stärken, sind diese unter dem Dach eines PVZ für die Gemeinde Krummhörn zu vereinen (Abbildung 45). Dazu gehört die Sicherung der bereits bestehenden hausärztlichen und frauenärztlichen Versorgung. Darüber hinaus sollte zusätzlich, die noch fehlende kinderfachärztliche Versorgung integriert werden, um die Gemeinde für Familien mit Kindern attraktiver zu machen. Weiterhin ist die Ansiedlung von Psychotherapeuten, Hebammen, Physio-, Logo- und Ergotherapeuten, einer Apotheke sowie eines Sanitätshauses im PVZ sinnvoll. Eine Vernetzung mit weiteren Leistungserbringern, wie anderen Facharztgruppen, Kliniken, Pflegeeinrichtungen und Rettungsdiensten ist über Kooperationen sicherzustellen.

Neben den medizinischen Leistungen sind ebenfalls gesundheitsfördernde und soziale Beratungs- und Unterstützungsleistungen zu integrieren. Dadurch wird nicht nur eine ganzheitliche Gesundheitsversorgung sichergestellt, sondern den Einwohnern auch die Möglichkeit gegeben, sich zu begegnen und soziale Kontakte zu pflegen. Damit kann auch die Gemeinschaft gestärkt werden und die Kommune an Attraktivität gewinnen (Niedersächsisches Ministerium für Bundes- und Europaangelegenheiten und Regionale Entwicklung (MB), 2021). Durch eine Zentralisierung der Gesundheitsversorgungsangebote wird die Attraktivität der Gemeinde weiterhin gesteigert, da Patienten sowie Angehörige, die den Fahrdienst übernehmen, entlastet werden. Zudem werden Zugänge erleichtert, wenn unterschiedliche Leistungserbringer zentral an einem Ort aufgesucht werden können, wie beispielsweise eine Apotheke oder ein Sanitätshaus nach dem Arztbesuch (Lübking, 2020).

Die Errichtung des PVZ bietet sich in Pewsum an, da dort heute bereits überwiegend die Angebote zur Vernetzung vorhanden sind. Bei der Standortwahl sind Überlegungen zum Zugang für die Bevölkerung und der Erreichbarkeit zu Versorgungsangeboten außerhalb des PVZ wichtig (Stegmaier, 2022a). Die sinkende Mobilität der immer älter werdenden Bevölkerung ist bei der Gestaltung von Versorgungsstrukturen zu beachten. Um ein Angebot auch für die Einwohner zu ermöglichen, die außerhalb von Pewsum wohnen und nicht mobil sind, sind entsprechende Konzepte zu entwickeln, damit ihnen der Zugang zur Versorgung im Bedarfsfall nicht verwehrt wird (Lübking, 2020). Aufgrund der ländlichen Struktur der Gemeinde Krummhörn und der durchschnittlich höheren Fahrzeiten zur ärztlichen Versorgung gegenüber anderen ländlichen Regionen bietet es sich an, Niederlassungen zu errichten. Im Norden der Gemeinde, in Greetsiel, und im Süden, in Loquard, könnten Außenstellen eingerichtet werden, die je nach Bedarf tageweise geöffnet sind. Für Bürger, die nicht mobil sind, können die Beratungsleistungen über Hausbesuche oder telemedizinische Angebote abgedeckt werden. Für Menschen, die die Angebote an einem PVZ nicht nutzen können, sind gegebenenfalls mobile Angebote wie Fahrdienste oder Patientenbusse zu planen (Lübking, 2020). Ansätze, die das Sicherstellen der Primärversorgung trotz des Mangels an Ärzten unterstützen, wie der Einsatz von nicht-ärztlichen Gesundheitsberufen, wird nachfolgend analysiert und aufgezeigt.

6.2 Einsatz nicht-ärztlicher Gesundheitsberufe

Ein wichtiges Handlungsfeld für die Gemeinde Krummhörn besteht darin, die medizinischen Strukturen effizient zu gestalten, um möglichst ressourcenschonend vorzugehen. Eine Übernahme von heute ärztlichen Tätigkeiten durch andere und zum Teil neue Gesundheitsberufe könnte zur Entlastung von ärztlichen Ressourcen und somit zur Sicherstellung der Gesundheitsversorgung beitragen (Brödl/Walther, 2024). Über den Einsatz der beschriebenen Berufsbilder wird die multiprofessionelle Zusammenarbeit gefördert. Die medizinischen und pflegerischen Fachangestellten nehmen verstärkt ärztliche Tätigkeiten wahr, was zur Entlastung beiträgt und den Fachkräftemangel reduziert (Kloepfer et al., 2022). So können pflegerisch weitergebildete Fachkräfte beispielsweise durch die Unterstützung bei Anamnese und Behandlung sowie bei administrativen und organisatorischen Vorgängen in der Arztpraxis die Ärzte in der Gemeinde Krummhörn entlasten. Die Vielzahl an aufgeführten Gesundheitsberufen zeigt, dass unterschiedliche nicht-ärztliche Fachkräfte mit verschiedenen Bezeichnungen in Deutschland existieren. Deshalb wird im weiteren Verlauf dieser Arbeit zur Übersichtlichkeit die Bezeichnung Gesundheitspfleger verwendet.

Die in einer Kommune tätigen Gesundheitspfleger können über die Funktion des „Kümmerers" für die Einwohner sorgen. Sie sind Ansprechpartner bei sozialen Themen, vermitteln erreichbare soziale Kontakte und Hilfsangebote. Dazu beraten sie individuell und bedarfsorientiert im PVZ und tageweise in den Außenstellen, im Gesundheitskiosk, am Telefon oder in der Häuslichkeit (Reuschenbach & Priming, 2021). Sie fördern den Aufbau eines Netzwerkes und Veranstaltungen für Senioren, wie Stammtische und Cafés. Neben der eigentlichen Betreuung der Patienten beim Hausbesuch, in der Einrichtung sowie am Telefon leisten die Gesundheitspfleger Netzwerk-, Öffentlichkeits- und administrative Arbeit oder bilden sich weiter (Iversen et al., 2023). Das mögliche Aufgabenportfolio ist in Tabelle 3 ersichtlich. Die Gesundheitspfleger übernehmen somit eine wichtige Aufgabe einerseits zur Sicherstellung der Primärversorgung im ambulanten Bereich andererseits zur Gesundheitsförderung und Prävention. Um diese Tätigkeiten qualitativ hochwertig zu übernehmen, sind die Gemeindepfleger entsprechend zu qualifizieren. Dazu notwendige Kompetenzen sind ein vorhandenes Grundlagenwissen in der Sozialversicherung, der kommunalen Daseinsvorsorge, Methoden des Projektmanagements und des Change-Managements. Hinzu kommen Fachkenntnisse zur Pflege, zur Medizin und zu anderen relevanten Bezugswissenschaften, zum Case- und Care-Management und zur Gesundheitsförderung und Prävention. Auch Fähigkeiten in der Durchführung von Beratungen (Anbahnung, Gespräche, Dokumentation), Kommunikationsstärke, Präsentationssicherheit sowie empathische Fähigkeiten gehören dazu. Um in der Gemeinde wirksam werden zu können und die Gesundheitsversorgung zu verbessern, sind ebenfalls Netzwerkfähigkeiten und Kenntnisse zu den Strukturen und Akteuren der Gemeinde notwendig (Deutscher Berufsverband für Pflegeberufe (DBfK), 2023a; Weidner et al., 2019).

Tab. 3: Aufgaben der Gesundheitspfleger in der Gemeinde Krummhörn

Themenfeld	Aufgaben
GF und Prävention	• Information und Beratung zu Themen der GF, Primär- und Sekundärprävention sowie Motivationsförderung zur Teilnahme (z. B. Sturzprophylaxe, Bewegung und Ernährung) • Stärkung des Selbstmanagements über Beratung
Individuelle Therapie und Pflege	• Selbständige Patientenversorgung und Pflege, Screening, Checkups und Vorsorge • Fallmanagement chronischer Erkrankungen, Übernahme der Lotsenfunktion in der Gesundheitsversorgung • individuelle Beratungen zu gesundheitlichen und sozialen Themen der Daseinsvorsorge, beispielsweise zum Wohnraum, Angeboten zur Kontaktpflege, zur Mobilität und zum Selbstmanagement • Fallbesprechung/Reflexion in komplexen pflegerischen Versorgungssituationen
Netzwerk- und Öffentlichkeitsarbeit	• Förderung des Netzwerkes und der Zusammenarbeit mit anderen Akteuren • Transparenzförderung in der Gemeinde und gesundheitspolitische Aktivitäten • Förderung von Veranstaltungen zu Gesundheit und Daseinsvorsorge
Koordination, Weiterentwicklung, Schulung	• Anregung und Mitentwicklung von Versorgungsstrukturen • Führen und Anleiten von Pflegekräften, Durchführen von Schulungen • Zusammenarbeit mit KV, Hochschulen, Krankenkassen etc.

Quelle: Eigene Darstellung, Deutscher Berufsverband für Pflegeberufe (DBfK), 2023a; Iversen et al., 2023; Weidner, Gebert, Ehling & Weber, 2019.

Die Gemeindepfleger sollten in die vorhandenen Infrastrukturen eingebunden werden (Weidner et al., 2019). In der Gemeinde Krummhörn bietet sich eine Anstellung im PVZ an. Dadurch ist eine enge Zusammenarbeit mit den dort tätigen Ärzten gegeben, was die Akzeptanz in der Bevölkerung steigert. Ebenso erleichtert dies einen einfachen Austausch über die Erkenntnisse zur Versorgungssituation mit anderen Gesundheitsakteuren. Ein weiterer Vorteil ist, dass die Gemeindepfleger die Unterstützung der im Zentrum tätigen Verwaltungskräfte nutzen können, zum Beispiel für die Terminkoordination oder den Schriftwechsel (Weidner et al., 2019). Die Unterstützung durch die Gemeindepfleger trägt ferner dazu bei, dass bei den älteren Menschen das Vertrauen in ihre Kommune gestärkt wird, denn sie fühlen sich wahrgenommen und es wird sich um sie gekümmert (Weidner et al., 2019). Informationen, die sich aus den Gesprächen mit den Einwohnern zu Bedarfen und Ansprüchen der Gesundheitsversorgung ergeben, können von den Gesundheitspflegern aufgegriffen und genutzt werden. So können Potenziale und Schwächen der kommunalen Strukturen zur Gesundheitsversorgung erkannt, innerhalb der Kommune transportiert und entsprechende Verbesserungsmaßnahmen eingeleitet werden (Weidner et al., 2019).

Das Projekt „Telemedizinisch-gestützte Community Health Nurse (TelCo)“ wurde vom Verein Gesundes Ostfriesland Ende 2024 initiiert. Das neue Berufsbild der Community Health Nurse (CHN) soll zum einen eine Versorgungslücke im präventiv-medizinischen, pflegerischen, sozialen und gesundheitsfördernden Bereich in von Unterversorgung betroffenen urbanen und ruralen Räumen schließen. Zum anderen sollen sie eine (digital) vernetzende und koordinierende Funktion mit den anderen Leistungserbringern ermöglichen. Hierdurch soll der Zugang zur Versorgung vor allem für benachteiligte Bevölkerungsgruppen (in erster Linie ältere Menschen, chronisch und multimorbide Kranke und Kinder, Menschen mit Einschränkungen sowie Flüchtlinge und Einwohner mit Migrationshintergrund) sichergestellt und deutlich verbessert werden. Neben der Tätigkeit auch im Bereich der Gesundheitsförderung und Prävention sowie sozialer Beratung vor Ort vernetzt sie die Patienten mit den anderen Leistungserbringern. Mit telemedizinischen Geräten könnten zudem über eine Telekonsultation Haus- und Fachärzte, Krankenhäuser sowie weitere Leistungserbringer (Sozialberatungen u. a.) hinzugezogen werden. Ziel des Projektes ist damit eine Verbesserung des Gesundheitszustandes, der Gesundheitskompetenz und der Resilienz vor allem benachteiligter Bevölkerungsgruppen. Durchführungsort des Pilotprojektes sind die Gemeinden Krummhörn und Hinte.

Im Einzelnen soll das Projektziel durch folgende Tätigkeiten und Handlungsfelder erreicht werden:

- Sicherstellung und Verbesserung des Zugangs zu einer medizinisch-pflegerisch-sozialen, mobilen und digitalen Gesundheitsversorgung durch aufsuchende Tätigkeiten in der Kommune
- Steigerung der Gesundheitskompetenz der Bevölkerung
- Koordinierende und begleitende Tätigkeiten als fachkundige Case-Manager
- Multiprofessionelle Teamarbeit durch eine systematische und hybride Vernetzung der Gesundheitsakteure
- Entwicklung von (Be-)Handlungspfaden und Prozessen
- Einsatz digitaler Lösungen zur Kommunikation mit Gesundheitsakteuren
- Einsatz von telemedizinischen Devices und Videosprechstunden
- Schulung von weiteren Multiplikatoren und der Bevölkerung

Das Projekt wird durch den Landkreis Aurich und die beteiligten Kommunen finanziert und hat einen Projektzeitraum von drei Jahren. Durch die hochschulseitige Begleitung und Evaluation wird eine Überführung in die Regelversorgung angestrebt.

6.3 Fallmanagement in der Gemeinde Krummhörn

Ein bedeutendes Handlungsfeld in der Gemeinde Krummhörn stellt die Sicherung und Verbesserung der Primärversorgung für chronisch Kranke und Pflegebedürftige dar. Hier bietet ein Fallmanagement für zu Hause wohnende Bedürftige große

Chancen, weil es betreuende Angehörige entlastet und die Versorgung verbessert. Zu den Zielstellungen gehören die Selbständigkeit von Senioren präventiv zu fördern und Krankheiten sowie Pflegebedürftigkeit zu vermeiden (Weidner et al., 2019). Dieses Fallmanagement insbesondere morbider und pflegebedürftiger Menschen können Gesundheitspfleger übernehmen. Hierzu werden die bedürftigen Einwohner individuell nach Lebenssituation, Migrationshintergrund und Wohnumfeld unterstützt. Die Gemeindepfleger informieren und beraten beispielsweise zu präventiven Maßnahmen oder zur Versorgung mit Hilfsmitteln, um einen Verbleib in der Häuslichkeit zu ermöglichen, Auch leisten sie Hilfestellungen bei der Initiierung und Vorbereitung von Arztbesuchen, beim Umzug in ein Pflegeheim oder dem Ausfüllen von Anträgen, Vorsorgevollmachten und Testamenten. Darüber hinaus ist die medizinische Versorgung zu Hause möglich, indem Gesundheitspfleger und Hausarzt über Telemedizin miteinander kommunizieren (Angerer & Berger, 2023).

Als Grundlage zur Planung des Fallmanagements für chronisch Erkrankte oder pflegebedürftige Menschen in der Gemeinde Krummhörn dienen im Wesentlichen die Erkenntnisse aus dem Modellprojekt der Gemeindeschwester^{plus} (Ministerium für Arbeit, Soziales, Transformation und Digitalisierung Rheinland-Pfalz, 2024). Dort wurden pro Gemeinde in der Regel 1,5 Vollzeitstellen von zwei bis drei Gemeindeschwestern besetzt. Daten zur Pflegebedürftigkeit liegen für die Gemeinde Krummhörn nicht vor, jedoch für den Landkreis Aurich. Bei Übertragung der Werte auf die Gemeinde Krummhörn mit 11.800 Einwohner empfangen 571 Menschen Pflegegeld. 211 Menschen werden nach dieser Übertragung von Pflegediensten oder Einrichtungen betreut. Rechnerisch besteht ein Betreuungsbedarf von 360 Menschen, die noch nicht anderweitig betreut werden. Die Auswahl und Ansprache der Einwohner kann bereits erfolgen, bevor sie selbst den Unterstützungsbedarf äußern (Weidner et al., 2019). Bei einer anfänglichen Response Rate auf Rundschreiben von erfahrungsgemäß 5 bis 15 % melden sich voraussichtlich bis zu 50 Menschen für einen Hausbesuch an. Die Erfahrungen aus Rheinland-Pfalz zeigen, dass ein Hausbesuch spätestens sechs bis acht Wochen nach der Kontaktaufnahme erfolgen sollte.

Für den ersten Hausbesuch sind inklusive Fahrtzeiten bis zu zwei Stunden einzukalkulieren, für weitere dann durchschnittlich ca. eine Stunde. Die Beratung in den Einrichtungen dauert durchschnittlich 50 Minuten, per Telefon 15 Minuten. In der Anfangszeit können Gemeindeschwestern nur ein Drittel ihrer Zeit auf die Beratung verwenden, die übrigen zwei Drittel leisten sie Netzwerkarbeit, organisieren ihre Arbeitsabläufe, führen Bürotätigkeiten durch oder bilden sich weiter. Zwei Gemeindeschwestern, die zusammen 1,5 Vollzeitstellen besetzen, können in der Anfangszeit demnach sechs bis acht Hausbesuche pro Woche durchführen. Sie könnten also alle 50 Interessierten in sechs bis acht Wochen besuchen.

Die Gemeindeschwestern könnten drei Sprechstunden pro Woche anbieten, jeweils eine in Loquard, Greetsiel und Pewsum, damit das Angebot auch für immobile Patienten erreichbar ist. Eine Sprechstunde vor Ort sollte drei Stunden dauern, damit mehrere Patienten betreut werden können. Außerdem sind zwei Telefonsprechstunden an den anderen beiden Wochentagen sinnvoll, um auch ohne weite Wege Patienten beraten zu können.

In Rheinland-Pfalz sind die meisten Patienten nur bis zu fünf Mal zu Hause besucht worden, anschließend wurden sie an einen Pflegedienst o. ä. Leistungserbringer vermittelt oder die Betreuung erfolgte über Sprechstunden oder Veranstaltungen wie Seniorennachmittage. Dadurch benötigt die Betreuung der Patienten immer weniger Zeit und die Zahl der betreuten Klienten kann mit der Dauer des Projekts steigen. Sobald das Projekt etabliert ist, haben die Gemeindeschwestern mehr Zeit für die Betreuung, weil sie weniger Öffentlichkeitsarbeit leisten müssen. Unter der Annahme, dass sich das Verhältnis (zwei Drittel Öffentlichkeitsarbeit und Fortbildungen zu einem Drittel Betreuungszeit) umkehrt, können pro Woche bis zu 70 Klienten über Hausbesuche, Sprechstunden und Telefonsprechstunden betreut werden. Angenommen, ein Klient hat alle zwei bis sechs Wochen Kontakt zu einer Gemeindeschwester, so ergeben sich bis zu 300 betreute Klienten pro Monat durch die zwei Gemeindeschwestern. Zwei Gemeindeschwestern könnten sich so vor allem um die Senioren kümmern und fast den gesamten Bedarf der Gemeinde decken. Es empfiehlt sich, ebenso die Prävention mit zu betrachten und hierfür weitere Gemeindeschwestern anzustellen, die sich vor allem um Kinder, Jugendliche und Familien kümmern.

Je bekannter das Projekt wird, umso mehr Menschen werden sich beteiligen und umso stärker wächst auch die Response Rate auf Rundschreiben. Bekanntheit erlangt es vor allem über Flyer und Rundschreiben von der Kommune und über Zeitungsartikel oder Gemeindebriefe/-blättchen. Die Gesundheitspfleger könnten auch über eine eigene Rubrik im Gemeindebrief aufklären und persönlich bekannt werden, damit die potenziellen Klienten Vertrauen zu ihnen bekommen. Personenbezogene Briefe der Gemeinde (z. B. eine Einladung zur Teilnahme am 80. Geburtstag) haben eine Response Rate von bis zu 50 % (Weidner et al., 2019).

Feste Vergütungseinordnungen für die auf Masterniveau qualifizierten Gemeindepfleger existieren in Deutschland aktuell nicht. Das Gehalt der Gemeindepfleger sollte sich aber an Komplexität und Verantwortung der übertragenen Aufgaben ausrichten. Grundlage hierfür bietet der Deutsche Qualifikationsrahmen (DQR) mit einer Einordnung auf der Stufe sieben (Feuchtinger & Jahn, 2018). Das Land Rheinland-Pfalz hatte das Modellprojekt mit 60.000 € pro Vollzeitstelle gefördert. Hinzu kommen Kosten für Auto, Sprit, Fortbildungen, Büroräume und Material (Weidner et al., 2019).

6.4 Gesundheitsförderung und Prävention

In der Gemeinde Krummhörn sind Adipositas und deren Folgeerkrankungen überdurchschnittlich weit verbreitet. Daher gilt es, eine wirksame Strategie zu entwickeln, um diese Erkrankungen zu vermeiden. Diese Strategie sollte bei der Prävention und Gesundheitskompetenz ansetzen. Schulgesundheitspfleger könnten hier eine Schlüsselposition innehaben, da schon bei den Schuleingangsuntersuchungen im Landkreis Aurich überdurchschnittlich viele Kinder stark übergewichtig sind. In Metaanalysen zur Reduktion von Übergewichtigen zeigten sich signifikante Effekte bei der Minimierung des Gewichts durch den Einsatz von Schulgesundheitspflegern (Schroeder, Travers & Smaldone, 2016). Vorstellbar wäre die Umsetzung über speziell ausgebildete Pflegekräfte, die eng mit dem Gesundheitsamt, welches die Schuleingangsuntersuchungen durchführt, zusammenarbeiten. Die Schulgesundheitspfleger könnten Wissen zu allen Themen der Gesundheitsförderung vermitteln und dafür sorgen, dass frühzeitig die Basis für ein gesundes Leben geschaffen wird. Darüber hinaus können Lernbarrieren erkannt und Maßnahmen eingeleitet werden. Somit leisten die Schulgesundheitspfleger auch einen großen Beitrag zur Bildung in der Gemeinde (Medi-Karriere, 2021).

Es existieren vier Grundschulen und eine Integrierte Gesamtschule (IGS) in der Gemeinde Krummhörn (Gemeinde Krummhörn, 2024a). Für diese könnte ein Gesundheitspfleger als Ansprechpartner die Schulgesundheitspflege übernehmen. Ein Besuch pro Woche in jeder Schule an einem festen Tag sollte so möglich sein. Bei Bedarf, beispielsweise zur Vertretung oder bei größeren Aktionen könnte der Schulgesundheitspfleger von den für die Gemeinde tätigen Gemeindepflegern unterstützt werden. Sollten sich freie Kapazitäten in der Schulgesundheitspflege ergeben, können diese in einem Gesundheitskiosk oder bei Hausbesuchen eingesetzt werden. Der Vorteil eines Schulgesundheitspflegers liegt darin, dass dieser den individuellen Bedarf vor Ort in den jeweiligen Schulen ableiten kann. Im Fokus der beginnenden Arbeit sollten die Themen, die aufgrund der Analyse sichtbar wurden, stehen. Dazu gehören auch die Themenfelder Bewegung und Ernährung. Die Bewegungsförderung kann gut über eine Zusammenarbeit mit den ausreichend in der Gemeinde zur Verfügung stehenden Sportvereinen angegangen werden.

Auch beim Themenfeld Sucht scheint es einen Bedarf zu geben. Hier sollten insbesondere präventive Maßnahmen zum gesundheitsfördernden Umgang mit Rauchen, Alkohol, Drogen und Medien stehen. Beachtet werden sollte hierbei, dass männliche Schüler im Alter von 14 bis 17 Jahren ein zweifach erhöhtes Risiko besitzen, im riskantem Maß Alkohol zu trinken, wenn sie Sport in einem Verein treiben (Robert Koch-Institut, 2018). Daher ist es sinnvoll, gemeinsam mit den Sportvereinen die Trainer zu sensibilisieren und präventive Maßnahmen zum Umgang mit Alkohol zu ergreifen. Dafür macht sich die Bundeszentrale für gesundheitliche Aufklärung (BZgA) in einem Aktionsbündnis mit Sportverbänden stark (BZgA Bundeszentrale für gesundheitliche Aufklärung, 2024b). Nach ersten Erfahrungen mit der Schulgesundheitspflege könnte ebenfalls über den Einsatz der Gesundheitspfleger in Kindergärten nachgedacht werden.

Auch in einem Gesundheitskiosk könnten Menschen über Gesundheit und Krankheitsvermeidung aufgeklärt werden. Allerdings sind die Rahmenbedingungen für Gesundheitskioske noch nicht endgültig geklärt und die Umsetzung fand bisher überwiegend in Städten statt. Bei der Planung des Gesundheitskiosks sind die individuellen Voraussetzungen der Gemeinde zu beachten (Hildebrandt & Stührenberg, 2023). Eine Integration in die Strukturen des PVZ einschließlich der Außenstellen sowie die Betreuung der immobilen Bürger durch die Gemeindepfleger ist ratsam.

Darüber hinaus sind Maßnahmen zu fördern, die es ermöglichen, die Impfquoten deutlich zu erhöhen, insbesondere bei Grippeschutzimpfung und Impfungen für Kinder, um die von der WHO empfohlenen Impfquoten zu erreichen. Weiterhin ist die Gesundheitsförderung und Prävention für ältere Menschen in der Gemeinde Krummhörn zu stärken.

6.5 Digitalisierungsmöglichkeiten und Einsatz von Telemedizin

Aufgrund der Vielzahl an digitalen Möglichkeiten wird im Nachfolgenden auf verschiedene Beispiele eingegangen, die sich speziell für die Gemeinde Krummhörn eignen, um den zukünftigen Herausforderungen zu begegnen. Zur Vernetzung und Zusammenarbeit der Akteure sollte eine digitale Kommunikationsplattform genutzt werden. Für die Gemeinde Krummhörn bietet sich die Telemedizin insbesondere für die Kommunikation innerhalb von multiprofessionellen Teams an. Auch Telemonitoring zur Überwachung des Gesundheitszustandes der zu Hause lebenden chronisch Kranken und Pflegebedürftigen könnte einen Ansatz zur Verbesserung der Versorgung darstellen.

Obwohl es in der Gemeinde Krummhörn Angebote zur Versorgung, Gesundheitsförderung und Prävention gibt, sind diese nicht hinreichend bekannt. Teilweise sind die Angebote auf den unterschiedlichen Internetseiten der Anbieter gelistet, jedoch uneinheitlich und teilweise auch unvollständig. Zudem war nicht immer ersichtlich, ob die angezeigten Daten aktuell waren. Auf Grundlage der von Leistungserbringern, der Stiftung Gesundheit und dem Verein „Gesundes Ostfriesland e. V.“ zur Verfügung gestellten Daten und eigenen Internetrecherchen sind Landkarten mit Angeboten zur Gesundheitsversorgung erstellt worden. Solche Karten könnten auch vom Verein Gesundes Ostfriesland oder der Kommune genutzt werden, um auf die Angebote der Gesundheitsversorgung und Prävention hinzuweisen. Für Menschen ohne digitalen Zugang ist eine Printversion möglich, welche in Einrichtungen ausliegt oder über die Gemeindepfleger verteilt werden kann. Das könnte dazu führen, dass die Menschen in der Gemeinde Krummhörn besser über die bestehenden Angebote informiert sind. Das wäre ein erster Schritt, der ihnen den Zugang zu den Angeboten erleichtert. Für eine Verwendung der Karten in dieser Weise sollten die Kontaktdaten der verschiedenen Angebote und eine Kurzbeschreibung der Leistungen ergänzt werden. Angereichert werden könnten diese Daten um weitere Informationen zur Gesundheitsversorgung, beispielsweise um Ratgeber zu gesundheitsförderlichem Verhalten. Die Internetseite der Gemeinde Krummhörn könnte so zu einem Gesundheitsportal für die Einwohner ausgebaut werden. Auch über Kennzahlen zur Gesundheitsversorgung und deren Entwicklung aufgrund der eingeleiteten Maßnahmen könnte öffentlich berichtet werden, um so die Aktivitäten der Gemeinde transparenter zu gestalten. Für Gesundheitsakteure könnte diese Plattform über einen separaten Zugang zu einem Versorgungsatlas ausgebaut werden, welcher um medizinische und pflegerische sowie um vertragstechnische Informationen angereichert wird.

Im Landkreis Aurich gibt es mit der App KATRETTER schon eine digitale Lösung, um Ersthelfer in der Nähe eines Notfalls schnell zu alarmieren. Die App KATRETTER wird auch von den Kreisen Leer und Wittmund genutzt, sodass Ostfriesland von einem Anbieter einheitlich abgedeckt wird (Wittmund, 2022). Allerdings hat der Landkreis Aurich mit KATRETTER schon die entsprechende digitale Infrastruktur aufgebaut und auch die Rettungsleitstelle schon entsprechend geschult. Es ist unklar, ob die Kosten und der Aufwand, die durch das Implementieren einer weiteren App entstehen, den Nutzen übersteigen würden.

Durchsucht man den digitalen Kartendienst Google Maps mit den Stichworten „AED in der Nähe Krummhörn“ oder „Defibrillator in der Nähe von Krummhörn“, so werden keine Ergebnisse im Gemeindegebiet gelistet (Google, 2024). Tatsächlich verfügt aber zumindest die Feuerwehr in der Gemeinde Krummhörn über mindestens fünf AEDs (NWZonline.de, 2023) und zwei Sportvereine in Upleward und Loquard besitzen einen AED (Jazzie, 2023). Die Beschaffung dieser AEDs scheint auf eine private Spendensammlung wegen eines Todesfalles im Amateursport zurückzugehen. Die Gemeinde Krummhörn selbst stellt zwar eine Liste mit allen Ärzten und Apotheken, aber keine Liste aller AEDs öffentlich zur Verfügung (Gemeinde Krummhörn, 2024b) Dadurch ist es für Ersthelfer nur durch Ortskenntnisse und zufälliges Wissen über AEDs möglich, auf diese Unterstützung im Notfall zurückzugreifen. Die Gemeinde Krummhörn sollte sich daher um eine bessere Ausstattung mit öffentlich zugänglichen AEDs und eine bessere Kommunikation bezüglich deren Standorte kümmern.

Neben der telemedizinisch angebundenen „Flying Nurse“ beim STATAMED-Projekt in Norden und der telemedizinisch-gestützten Community Health Nurse in den Gemeinden Krummhörn und Hinte wurde ein weiteres Telekonsil-Projekt ins Leben gerufen. Hierbei wurden zwei Pflege- und Betreuungszentren in den Städten Norden und Hagen mit einem TI-Messenger mit den Hausärzten verbunden. Durch die asynchrone Kommunikation mit dem Messenger konnten niedrigschwellig Behandlungs- oder Rezeptanfragen durchgeführt werden. Die Behandlungsqualität konnte durch den Einsatz von Anwendungsbeobachtung deutlich verbessert werden, was durch eine hochschulseitig begleitende Evaluation nachgewiesen werden soll.

Stärkung der Attraktivität der Gemeinde Krummhörn

Zielstellung der Gemeinde Krummhörn sollte es sein, Abwanderungen der Bevölkerung zu vermeiden und Strategien zu entwickeln, um Einwohner langfristig in der Gemeinde zu binden. Hierzu ist die Attraktivität der Gemeinde über das Schaffen von bedarfsgerechtem Wohnraum für Familien und Senioren, Mobilitätsangebote sowie eine Zuwanderung über Beratungsangebote und Sprachkurse zu stärken. Der Breitbandausbau ist zu forcieren und Bildungsangebote zur Förderung der Gesundheitskompetenz zu schaffen. Langfristig unterstützt eine attraktivere Gemeinde auch die Gesundheitsversorgung vor Ort, zum Beispiel weil Fachkräfte im Gesundheitssystem eher in der Gemeinde nach einem Job suchen oder weil sich weniger Menschen gesundheitsschädlich verhalten, wenn sie einen besseren Zugang zu Bildung erhalten und damit einhergehend ihre Gesundheitskompetenz steigt.

6.6 Zielbild der Gemeinde Krummhörn zur Gesundheitsversorgung 2035

Aus den abgeleiteten Ansätzen ergibt sich, wie in Abbildung 45 dargestellt, ein mögliches Zielbild zur Gesundheitsversorgung für die Gemeinde Krummhörn.

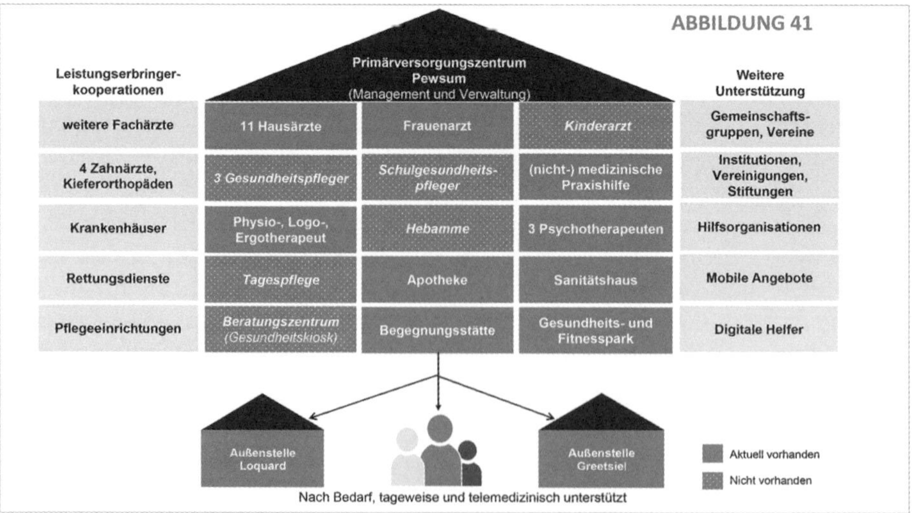

Abb. 45: Zielbild Gesundheitsversorgung der Gemeinde Krummhörn

Quelle: Eigene Darstellung.

Die Entwicklung des Modells sowie der Analyseergebnisse erfolgte im Austausch gemeinsam mit Akteuren des Vereins „Gesundes Ostfriesland e. V.“. Eine Diskussion der Ergebnisse mit Einwohnern beispielsweise im Rahmen einer öffentlichen Dialogveranstaltung oder Umfrage steht jedoch noch aus. Diese und eine auf der Versorgungsstrukturanalyse aufbauende Planung sollte im nächsten Schritt erfolgen, um eine partizipative Entwicklung und Umsetzung zu ermöglichen.

7 Umsetzung: Hilfestellungen zur erfolgreichen Umsetzung in die Praxis

7.1 Steuerungskreislauf der kommunalen Gesundheitsversorgung

Organisatorisch werden Primärversorgungszentren heute zumeist als Verein, Netzwerk oder als kommunales MVZ umgesetzt (Nolting et al., 2021). Eine Steuerung der Strukturen der Einrichtung und der Gesundheitsversorgung ist dann möglich, wenn die Kommune auch das Management übernimmt. In diesem Fall sind sowohl finanzielle sowie fachliche Ressourcen von den Kommunen einzubringen (Böhm & Schönknecht, 2020). Dabei können die zur Steuerung erforderlichen Mittel nicht von jeder Kommune aufgebracht werden (Böhm & Schönknecht, 2020).

Die Umsetzung des Zielbildes zur Gesundheitsversorgung, insbesondere die des PVZ, setzt eine sorgfältige Planung voraus (Lübking, 2020). Dazu gehören neben der Analyse der Bedarfe und Versorgungslücken die rechtlichen Rahmenbedingungen, Finanzierungsmöglichkeiten, die Auswahl des Standortes und weiterer Niederlassungen, die Personalauswahl und -beschaffung sowie das Schließen von Kooperationsmöglichkeiten. Es handelt sich um komplexe Strukturen, an denen unterschiedliche Akteure beteiligt sind. Um diesen umfangreichen Entwicklungsprozess und die fortlaufende Weiterentwicklung zu beherrschen, dient als Grundlage der PDCA-Zyklus, der eine Professionalisierung der Steuerungsprozesse ermöglicht. Dieses Managementsystem, welches die vier Phasen Plan, Do, Check und Act abbildet, unterstützt bei der Steuerung und fördert das Lösen von Problemen und den kontinuierlichen Verbesserungsprozess (Leyendecker & Pötters, 2022). In Abbildung 46 wurde das Modell an die Steuerung kommunaler Strukturen zur Gesundheitsversorgung angepasst.

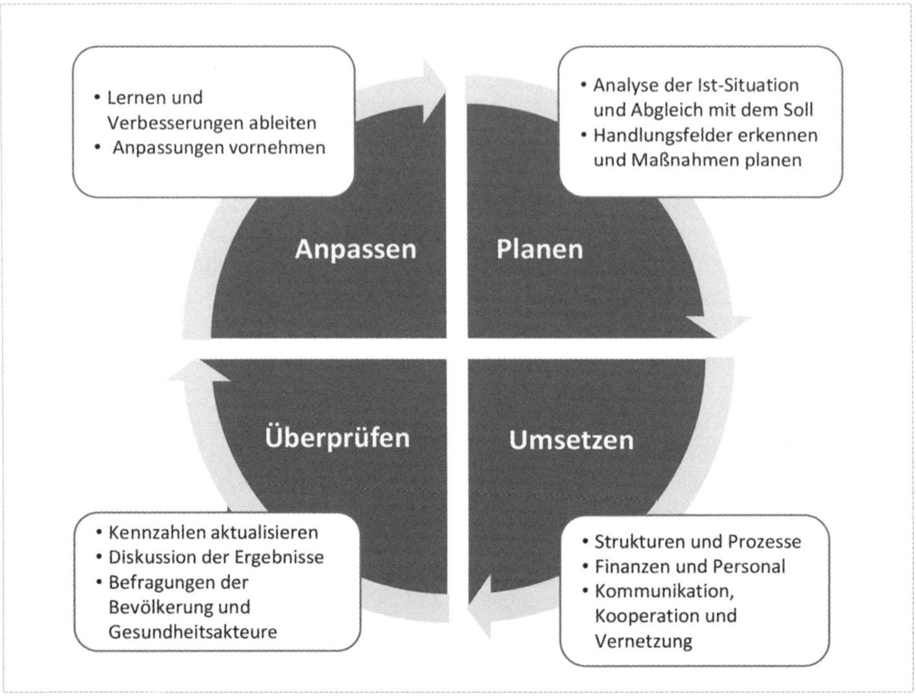

Abb. 46: Steuerungskreislauf
Quelle: Eigene Darstellung.

7.2 Wesentliche Kompetenzen und Personal

Für das herausfordernde Management der Gesundheitsstrukturen werden umfangreiche Fähigkeiten benötigt (Nolting et al., 2021). Die Kenntnisse, die zur Versorgung selbst, jedoch auch zur Analyse und Planung erforderlich sind, gilt es bei den Beteiligten aufzubauen und zu vermitteln. Dazu gehören analytische sowie betriebswirtschaftliche Kenntnisse und Projekt- sowie Change-Management-Fähigkeiten (Stegmaier, 2022a). Zwingend notwendig sind umfassende Fachkenntnisse zum Gesundheitssystem und der Gesundheitsversorgung. Ferner sind Sachkenntnisse über die rechtlichen Rahmenbedingungen, Finanzierungsmöglichkeiten, Zulassungsvorschriften sowie über die einschlägigen Gesetze und Vorschriften der Region erforderlich. Dabei kann das Wissen dazu selbst aufgebaut werden, um eigenständig zu bleiben, oder über Beratungsdienstleiter eingekauft werden. Hierzu sind entsprechend des gewünschten Umfangs der Steuerung die Mitarbeiterkapazitäten sowie finanziellen Ressourcen durch die Kommune einzubringen (Böhm & Schönknecht, 2020). Um die Gesundheitsstrukturen optimal zu entwickeln, ist es wichtig, diese in der Region miteinander zu vernetzen. Hierzu bedarf es personeller Ressourcen vor Ort, die über entsprechende Kenntnisse und Kompetenzen verfügen, um ein Netzwerk aufzubauen und zu steuern (Böhm & Schönknecht, 2020).

Eine der größten Herausforderung in der Gesundheitsversorgung ist die Besetzung der freien Stellen mit Ärzten. Hierzu existieren deutschlandweit vielfältige Aktivitäten, denn die Praxis zeigt, dass es nicht die eine erfolgreiche Lösung gibt. Eine erfolgsversprechende Option scheint die Suche nach jungen weiblichen Ärztinnen für das PVZ, da diesen die Möglichkeit gegeben wird, im Angestelltenverhältnis sowie in Teilzeit am neuen Standort zu arbeiten. Neben den familienfreundlichen und geregelten Dienstzeiten werden Entlastungen durch die Abgabe von administrativen Aufgaben und Vertretungen bei Abwesenheiten als Vorteil des Zentrums gegenüber der Einzelpraxis eines Arztes gesehen (Bieckmann et al., 2022).

Auch wenn das Thema der multiprofessionellen Zusammenarbeit und die Entlastung der Ärzte durch Gesundheitsberufe wie CHN in Deutschland aktuell stärker aufgegriffen wird, bestehen noch Unsicherheiten in der Ausgestaltung und den rechtlichen Rahmenbedingungen (Iversen et al., 2023). International spielen Pflegekräfte eine größere Rolle in der Versorgungskoordination und Patientensteuerung, da diese entsprechend studiert haben. Deutsche Pflegekräfte haben in der Regel nicht studiert und dürfen zwar in Modellversuchen, aber nicht generell, ärztliche Tätigkeiten übertragen bekommen. Medizinische Fachangestellte können sich weiterbilden lassen, um ärztliche Tätigkeiten übertragen zu bekommen (Nolting et al., 2021). Auch wenn die ersten CHN ausgebildet sind und vereinzelt Studiengänge bestehen, wird es noch einige Jahre dauern, bis die CHN flächendeckend zur Verfügung stehen. Ferner ist es dafür notwendig, deren Kompetenzen im Sinne von Delegation und Substitution ärztlicher Leistungen auszubauen, um den bestmöglichen Einsatz in der Praxis zu ermöglichen (Reuschenbach & Priming, 2021). Auch die Hausärzte würden gerne mehr Aufgaben delegieren. Jedoch akzeptieren 20 % der Patienten es nicht, wenn nicht der Arzt die Tätigkeit ausübt (Nolting et al., 2021).

7.3 Management, Prozesse und Strukturen

Durch die Schaffung kommunaler Angebote in einem Netzwerk kann eine bessere Regelversorgung entstehen (Kloepfer et al., 2022). Die Neugründung eines Versorgungsnetzwerkes erfordert entsprechende Legitimität und hat mit der Bürde der Neuheit zu kämpfen. Diese Herausforderung kann durch erfahrene Gründer kompensiert werden. Dabei steht die von der Gesellschaft erwartete bestmögliche Versorgung im Spannungsfeld zu ökonomischen Erwartungen des Unternehmens. Zu den weiteren Herausforderungen für Unternehmer, Startups oder sonstige Vernetzungen im deutschen Gesundheitsmarkt gehört die sektorale Trennung von ambulant und stationär erbrachten Leistungen, welche komplexe Regularien und (IT-) Strukturen bei Kooperationen mit sich bringt. Außerdem ist die größtenteils fehlende Digitalisierung herausfordernd. Ebenso existieren viele Organisationen mit ausgeprägten Hierarchien, welche bürokratische Anforderungen an die Kooperationspartner stellen. Eine durch starke Professionalisierung geprägte Gesundheitswirtschaft unterliegt unterschiedlichen normativen Vorstellungen und Regeln sowie Informationsasymmetrien, welche Konfliktpotenzial bergen können. Durch die vorherrschende Regulatorik kommt es zu Einschränkungen von Marktmechanismen, was weniger Risikobereitschaft und mehr Bürokratie sowie Rechenschaftsablegung nach sich zieht (Pfannstiel et al., 2018). So ist bis heute eine integrierte Versorgung die Ausnahme in Deutschland. Sie hat mit administrativen Hürden zu kämpfen und das zwingend erforderliche rechtliche Konstrukt der Selektivverträge bremst die Vernetzungsvorhaben zusätzlich (Kloepfer et al., 2022).

Bezüglich der Trägerschaft von Strukturen zur Gesundheitsversorgung fordern der Ärzteverbund MEDI und die Bundesärztekammer eine rein ärztliche Gesellschafterstruktur von MVZ, dabei ist der Ärzteverbund MEDI für die Möglichkeit von regionsübergreifenden MVZ-Ketten und die Bundesärztekammer fordert eine Beschränkung der MVZs auf ihre Ursprungsregion (Ärztezeitung, 2023b). Das Management könnte von den Hausärzten übernommen werden, denn sie sind schon jetzt Gesundheitslotsen für ihre Patienten und haben daher Erfahrung bei der Umsetzung von Steuerungsmaßnahmen. Jedoch werden bis zum Jahr 2035 aufgrund des Fachkräftemangels 11.000 unbesetzte Hausarztstellen erwartet (Nolting et al., 2021). Die aus dem Management resultierenden zusätzlichen nicht-medizinischen Aufgaben könnten das Problem noch verschärfen. Daher sollten die Leistungen, die mit dem Management einhergehen, definiert und von anderen Aufgaben abgegrenzt werden.

Sind Kommunen selbst Eigentümer des MVZs hat dies den Vorteil, dass sie über die Entscheidungshoheit verfügen, anderenfalls müssen sie sich mit den Beteiligten abstimmen (Nolting et al., 2021). Jedoch ist der Aufbau von Primärversorgungszentren und deren Netzwerken aufgrund der damit einhergehenden Komplexität der Strukturen sowie Personalaufwände eine Herausforderung. Folglich sind dafür besser größere oder miteinander kooperierende Kommunen geeignet. Die Anzahl der Gründer und Akteure auf diesem Feld wird somit eingeschränkt (Bieckmann et al., 2022). Auch die Rahmenbedingungen, die für die Umsetzung eines MVZ gelten, insbesondere die Voraussetzung der bestehenden oder drohenden Unterversorgung, lassen eine Gründung nicht immer zu. Problematisch könnte auch eine Nichtbesetzung der Arztstellen bei der Gründung in Form eines MVZ werden, da hier zwingend zwei Ärzte benötigt werden, die ggf. nicht zur Verfügung stehen (Bieckmann et al., 2022). Kommunen sollten zur Gründung ermutigt werden und evtl. dabei von externen Gesellschaften unterstützt werden. Um die Risikobereitschaft und Innovationsfreude zu erhöhen, sollten Unsicherheiten durch klare Regelungen abgebaut werden (Pfannstiel et al., 2018). Dabei sollte Vielfalt gefördert und die Gründungs- sowie die Organisationsform nicht beschränkt werden (Hinke, 2022). Inwieweit die Gesetzgebung hier Abhilfe schaffen kann, bleibt abzuwarten.

Zu den strukturellen Voraussetzungen für eine erfolgreiche regionale Vernetzung gehören eine gemeinsame Infrastruktur, Standards für den Datenaustausch, Interoperabilität sowie die Anwendung neuer Geschäftsmodelle inklusive betriebswirtschaftlicher Anreize für alle Beteiligten. Bisher existieren in Deutschland, mit Ausnahme von Pilotprojekten, keine regionalen Organisationsstrukturen. Diese müssen sich erst entwickeln und gegen die sektoral aufgestellten Organisationsformen behaupten (Stegmaier, 2023). Auch eine Kombination analoger und digitaler Angebote gehört dazu (Pfannstiel et al., 2018).

7.4 Finanzieller und rechtlicher Rahmen

Finanzielle Rahmenbedingungen

Zu den Herausforderungen gehört ebenso die Finanzierung. Die zu leistenden Aufgaben zur Gestaltung der Gesundheitsversorgung sind von der Kommune freiwillig und von daher selbst zu finanzieren. Die Aufgaben zur Einführung von sektorübergreifenden und vernetzten Strukturen wird in Deutschland kaum über die Regelversorgung finanziert (Nolting et al., 2021).

Im Themenbereich der Gesundheitsförderung und Prävention existieren zwar Finanzierungsmöglichkeiten über die GKV, jedoch behindern aufwendige Antragsverfahren und komplexe Strukturen die Umsetzung. Daher sind meist nur verhaltensbezogene Ansätze der GF und Prävention in der Praxis vorhanden (Böhm & Schönknecht, 2020). Weiterhin honoriert die Finanzierungssystematik des morbiditätsorientierten Risikostrukturausgleichs nicht die Förderung von Gesunderhaltung, sondern nur die Therapie von Krankheiten. Regionale Krankenkassen könnten dies ggf. anders sehen, da sie über die Gesundheitsakteure vor Ort, die auch Arbeitgeber sind, guten Zugang beispielsweise über die Gesundheitsförderung und das Betriebliches Gesundheitsmanagement (BGM) haben könnten (Stegmaier, 2023). Auch die Zielstellung der Beitragssatzstabilität lässt Krankenkassen risikoreiche Investitionen scheuen und bietet kaum Anreiz in langfristige Investitionen (Kloepfer et al., 2022).

Allerdings existieren in Deutschland verschiedene Fördermöglichkeiten für Modellprojekte. Da eine Verbesserung der Versorgung über die Anpassung von Strukturen sehr sinnvoll, jedoch auch aufwendig ist, wird die Finanzierung beispielsweise von der Robert-Bosch-Stiftung übernommen (Nolting et al., 2021). Eine Finanzierung der Aufwände ist ebenfalls über verschiedene Förderprojekte des Bundes und der Länder möglich. So werden aktuell drei Projekte mit 23 Millionen € vom BMG gefördert, um Landärzte unter den Studierenden zu finden. Die Projekte mit unterschiedlichen Ansätzen sollen nach der Beendigung evaluiert werden (Ärztezeitung, 2024a). Auch die KV Niedersachen hat in den letzten acht Jahren elf Millionen € Fördersumme an Ärzte ausgezahlt und fördert im Jahr 2024 weiterhin in festgelegten Förderregionen Ärzte mit bis zu 75.000 € (Ärztezeitung, 2024b). Eine Startfinanzierung kann ebenfalls durch den Innovationsfonds des GBA für die Investitionsphase über drei bis fünf Jahre erfolgreich gedeckt werden (Pfannstiel et al., 2018). Eine nachhaltige Finanzierung der bisherigen Modellprojekte ist damit jedoch nicht gesichert und so halten diese selbst bei positiver Empfehlung meist keinen Einzug in die Regelversorgung (Brinkmeier, Hilbert & Hildebrandt, 2023).

Der avisierte § 140b SGB V im Referentenentwurf zum GVSG sah eine Finanzierung durch Kommunen und Krankenkassen je zur Hälfte in Höhe von insgesamt 150.000 € für Gesundheitsregionen vor. Dieser Vorschlag wurde jedoch zwischenzeitlich wieder gestrichen (Bundesministeriums für Gesundheit (BMG), 2024). Unabhängig davon scheint der geplante Betrag nach Ansicht der Autoren Brinkmeier, Hilbert & Hildebrandt nicht auskömmlich und sie erarbeiteten einen Vorschlag für einen Regio-Transformationsfonds. Dieser soll pauschal 10 % der Investitionen und 60 % der personellen und sächlichen Kosten, die die Regelversorgung übersteigen, finanzieren. Gedeckelt werden die jährlichen Kosten auf 10 € je Einwohner der versorgten Region (Brinkmeier et al., 2023). Dies würde bei der Gemeinde Krummhörn mit 11.800 Einwohnern eine Deckelung auf insgesamt 118.000 € bedeuten und Regionen mit geringerer Einwohnerdichte eher benachteiligen. Weiterhin wird eine Finanzierungsdauer von acht Jahren vorgeschlagen sowie eine Evaluation, in der die Bewertung einer pragmatischen dauerhaften Einführung aus Sicht der beteiligten Akteure mit einfließt (Brinkmeier et al., 2023).

Festzuhalten ist, dass die Finanzierung der regionalen Versorgungsstrukturen einer Überarbeitung bedarf, denn verschiedene Akteure wie Krankenkassen und Kommunen sind hier eingebunden (Kloepfer et al., 2022). Langfristig bedarf es den notwendigen finanziellen Rahmen (Nolting et al., 2021). Eine flexible Finanzierung wäre nötig, um Neues ausprobieren zu können und Investitionen müssten gemeinsam von den Akteuren getätigt werden (Kloepfer et al., 2022). Möglich wäre ein Portfolio aus GKV-Mitteln, kommunaler Förderung, Steuern und privaten Investoren. Neben den Finanzen für die Versorgung sollten auch die Kosten für das Management und ggf. für Beratungsunternehmen eingeplant werden (Hinke, 2022). Zu bedenken ist weiterhin, dass bei allen Aktivitäten und Gestaltungsmöglichkeiten der Kommunen die Sicherstellung der Versorgung nicht auf diese übertragen wird, da dies die Gefahr birgt, dass die Versorgung von den finanziellen Mitteln der Kommune abhängt. Auch Haftungsfragen müssten hierbei bedacht werden (Lübking, 2020).

Rechtlicher Rahmen

Die Bereitschaft in die Gestaltung kommunaler Gesundheitsstrukturen zu investieren, ist einerseits abhängig von den Managementfähigkeiten, andererseits stellt es insgesamt ein gesellschaftspolitisches Problem dar. Unsicherheiten wann und wie sich die Regulatorik ändert, zeitlich begrenzte Finanzierungsmöglichkeiten, Befürchtungen etablierter Akteure in ihren Kompetenzen oder Finanzierungen beschnitten zu werden und die Rigidität gegenüber Veränderungen bedingen einen langsamen Wandel im Gesundheitswesen (Pfannstiel et al., 2018).

Zwar lässt sich in der Gesetzgebung ein gewisser Trend zur regionalen und vernetzten Versorgungsgestaltung erkennen, jedoch bestehen weiterhin Herausforderungen bezüglich des rechtlichen Rahmens, beispielsweise beim Berufsrecht sowie bei der Finanzierung der sektorübergreifenden Leistungen, die es bei der Planung zu berücksichtigen gilt (Stegmaier, 2022a). Damit die vorhandenen regionalen Unterschiede in den Strukturen der Gesundheitsversorgung abgebildet werden können, sind einerseits differenzierte Steuerungsmechanismen und ein Abbau der Regulationen nötig. Andererseits sollten rechtliche Vorgaben, wie die der Telematikinfrastruktur, die Datenerhebung und -nutzung sowie Bestimmungen zur Interoperabilität bundesweit einheitlich organisiert werden (Kloepfer et al., 2022).

Um die Unterversorgung in einzelnen Regionen anzugehen, sind neuartige Versorgungskonzepte sowie die Öffnung der Pflege für ärztliche Tätigkeiten hilfreich (Nolting et al., 2021). Die Gesundheitsversorgung sollte entsprechend patientenzentriert ausgerichtet sein und den Fokus der Sektorentrennung hinter sich lassen. Das SGB V sollte dafür zu einem modernen, flexiblen Rahmen rund um Prävention, Vorsorge, Versorgung, Begleitung und Pflege weiterentwickelt werden (Kloepfer et al., 2022). Dabei sollte die Ausrichtung weg von spezialisierten Fachärzten und einzelnen Krankheitsbildern hin zum umfassenden Gesundheitsbild über die Aufklärung, Prävention, Therapie und Pflege verfolgt werden. Ebenso scheint eine Verankerung der Primärversorgung als multiprofessionelle Versorgungsform im SGB V sowie die Öffnung der Gesundheitsversorgung für Akteure aus der Gesellschaft, die nicht durch SGB V und XI zugelassen sind, sinnvoll (Nolting et al., 2021).

Der Sachverständigenrat zur Begutachtung der Entwicklung im Gesundheitswesen widmet sich im aktuellen Gutachten dem Thema Fachkräftemangel. Zur Verbesserung der Situation empfiehlt er u. a. die Einführung einer regelhaften Primärversorgung über Anreize für eine sektorenübergreifende Planung im ambulanten Bereich, einen bedarfsgerechten Personaleinsatz und die Bildung von größeren Organisationseinheiten im Gesundheitswesen, um Skaleneffekte zu realisieren. Das soll die Früherkennung, Prävention und Gesundheitsförderung zur Vermeidung von Krankheiten fördern (Sachverständigenrat zur Begutachtung der Entwicklung im Gesundheitswesen und in der Pflege (SVR), 2024). Damit werden die Ansätze zur Umsetzung des Zielbildes zur Gesundheitsversorgung 2035 der Gemeinde Krummhörn gestützt. Jedoch wurden im laufenden Gesetzgebungsverfahren des GVSG die angedachten Regelungen zu den Gesundheitskiosken, PVZ und Gesundheitsregionen gestrichen. Zur Streichung bestehen unterschiedliche Sichtweisen bei den einzelnen Stakeholdern und die Dynamik löst Verunsicherungen aus (Ärztezeitung, 2024c). Die Politik sollte daher den Akteuren der regionalen Versorgung über den Rechtsrahmen Planungssicherheit bieten (Kloepfer et al., 2022). Um die rechtliche Grundlage für Versorgungsnetzwerke zu erschließen, ist weiterhin politische Einflussnahme notwendig (Pfannstiel et al., 2018).

7.5 Einbindung der Bevölkerung und Gesundheitsakteure

Über die Planung von vernetzten bedarfsorientierten und sektorenübergreifenden Strukturen zur Gesundheitsversorgung entstehen Vorteile, wenn die Bedürfnisse der Bevölkerung in den Mittelpunkt gestellt werden (Hinke, 2022). Dabei ist eine frühzeitige und umfassende Einbindung sicherzustellen und Transparenz über das Vorhaben zu schaffen (Böhm & Schönknecht, 2020). Auch der ständige Arbeitskreis Versorgungsforschung spricht sich dafür aus, dass die Gesundheitsversorgung unter Berücksichtigung der Bedarfe der Einwohner gemeinsam mit den Gesundheitsakteuren vor Ort in der Region entwickelt wird (Stegmaier, 2022a).

Um die Akzeptanz bei allen Beteiligten für die Veränderungen zu stärken, sind regelmäßige Berichte über Planung, Stand der Umsetzung und Förderungen der Vorhaben hilfreich. Neben analogen Formaten wie Zeitungen sollten, insbesondere für die digital affine Zielgruppe, Social-Media-Kanäle genutzt werden. Insbesondere dem Unmut der Bürger, der durch eine neue örtliche Anlaufstelle der bisherigen Arztpraxis auftreten kann, ist durch frühzeitige Kommunikation und Einbindung über die geplanten Aktivitäten entgegenzuwirken (Bieckmann et al., 2022). Erfahrungen aus anderen Regionen zeigen, dass sich die Einwohner überwiegend über Zeitung und Presse zur Gründung von Gesundheitszentren informierten. Jeder Fünfte wurde von den Nachbarn, seinem Arzt oder über das Internet informiert. Diese Kanäle sollten weiter genutzt und insbesondere die letzten zwei ausgebaut werden. Hausärzte könnten sehr gut mit in die Kommunikation eingebunden werden und so zu einer Akzeptanzsteigerung bei ihren Patienten beitragen. Der Internetauftritt der Gemeinde und weiterer Gesundheitsakteure bietet ebenfalls gute Möglichkeiten, Transparenz über den Stand des Vorhabens zu liefern und zur Nutzung zu motivieren. Zur Förderung der Akzeptanz bei der Bevölkerung wird ebenfalls die Einbindung eines erfahrenen ortsansässigen Arztes als zielführend gesehen (Bieckmann et al., 2022).

Die Befragung der Einwohner der fünf RVZ in Niedersachsen zeigte, dass die Einrichtung eines RVZ überwiegend als wichtig wahrgenommen wird, jedoch mehrheitlich weniger Akzeptanz bei den geplanten telemedizinischen Initiativen besteht. Eine Aufklärung und Steigerung der digitalen Gesundheitskompetenz könnte hier hilfreich sein (Bieckmann et al., 2022). Aufgrund der eher niedrigen Gesundheitskompetenz benötigen die Einwohner der Gemeinde Krummhörn Hilfe beim Finden und Anwenden von Gesundheitsinformationen und dem

Umgang mit digitalen Anwendungen. Hierbei sind die verschiedenen Bedürfnisse und Zugangsvoraussetzungen zu berücksichtigen, um bestehende Hürden gezielt abzubauen. Das könnte zudem das Vertrauen in die Digitalisierung stärken (Angerer & Berger, 2023). Hemmnisse sind heute bei der Umsetzung nicht das Fehlen digitaler Anwendungen, sondern Ängste um den Verlust einer guten Arzt-Patientenbeziehung. Außerdem sorgen sich Patienten um Probleme beim Datenschutz. Diesen Befürchtungen kann man ihre Schwere nehmen, wenn diese gezielt angegangen werden. Hierbei sind die verschiedenen Bedürfnisse und Zugangsvoraussetzungen zu berücksichtigen (Angerer & Berger, 2023).

Die Wichtigkeit der Einbindung der Einwohner zeigt sich auch am Beispiel des Patientenmobils in Leer, welches über die Gesundheitsregion Niedersachen vom 01.10.2016 bis zum 31.12.2017 eingerichtet war. Über einen Mobilitätsdienstleister wurde ein Fahrdienst zu den Fachärzten in der Stadt Leer für die Gemeinden Bunde, Jemgum, Stadt Weener sowie Rhauderfehn, Ostrhauderfehn und Westoverledingen angeboten. So sollte immobilen Patienten der Zugang zur überörtlichen Gesundheitsversorgung ermöglicht werden. Allerdings wurde das Projekt nicht weitergeführt, weil das Angebot kaum in Anspruch genommen wurde (Landesvereinigung für Gesundheit und Akademie für Sozialmedizin Niedersachsen Bremen e. V, 2023). Um Fehlinvestitionen zu vermeiden, sind im Vorfeld Befragungen der Einwohner zur möglichen Nutzung anzuraten. Die individuellen Bedarfe und Bedürfnisse der Bürger könnten ebenfalls von den Gesundheitspflegern erhoben und analysiert werden.

Die Kenntnisse zu den Bedürfnissen der Gesundheitsakteure sind ebenfalls wichtige Erfolgsfaktoren hinsichtlich der Gewinnung von Fachkräften. So wünschen sich Medizinstudierende neue Kooperationsformen für Hausärzte, bisher erfolgen jedoch größtenteils nur Kooperationen mit medizinischen Fachangestellten (Nolting et al., 2021). Auch ein Abbau der Bürokratie im Vergütungssystem, eine Optimierung der Honorarverteilung unter den Ärzten im Sinne einer leistungsgerechten Vergütung ohne eine Deckelung des Budgets sowie eine vorübergehende Aufhebung der Begrenzungen könnten dazu beitragen, dass Arztsitze erhalten bleiben (Lübking, 2020).

Um die interprofessionelle Zusammenarbeit in den kommunalen Strukturen zur Gesundheitsversorgung zu verbessern, sollte zu den Prämissen der regionalen Vernetzung gehören, dass es keine Konkurrenz um den Patienten geben darf. Dazu sollten alle Beteiligten gemeinsam konkrete Ziele und Regeln formulieren (Kloepfer et al., 2022). Um die knappen Ressourcen innerhalb der Versorgungsstrukturen voll auszuschöpfen, sollten alle Akteure ihre Kompetenzen voll nutzen, was auch eine Verlagerung von Aufgaben auf andere bedeuten kann. Eine Einstellung hin zu einer Zusammenarbeit, bei der jeder Mitwirkende sein Wissen einbringt, um die Gesundheitsversorgung patientenzentriert zu gestalten, sollte gestärkt werden. Diese kooperative und koordinierte Zusammenarbeit ist insbesondere an den Übergängen zu den Versorgungsstufen wichtig. Interprofessionelle übergreifende regelmäßige Austausche und Formate der Zusammenarbeit können dabei hilfreich sein. Hier sollten neben fachlichen Inhalten auch Themen wie Fort- und Weiterbildungen, Qualitätssicherung und Erfahrungsaustausche im Vordergrund stehen (Sturm, 2022).

Eine weitere Voraussetzung ist die Sicherung der Unterstützung auf politischer Ebene über die Einbindung des Gemeinderates bzw. Kreistages und die Sicherung der Unterstützung der Bürgermeister und Landräte. Ferner ist die zuständige Kassenärztliche Vereinigung von Beginn an einzubinden (Böhm & Schönknecht, 2020). Da die Gesundheitsversorgung nicht an der Grenze einer Region aufhört, ist eine Zusammenarbeit der Kreis- und Gemeindeebenen wichtig und ein gemeinsamer Austausch über Erfahrungen und vorhandene Strukturen zu fördern. Beispielsweise ist der Einbezug des ÖGD, der nicht in der Gemeinde, sondern nur auf Ebene des Landkreises oder der kreisfreien Städte vorhanden ist, wertvoll. Der ÖGD wiederum kann von dem lokalen Wissen der Gemeinde profitieren. Auch ist die Kooperation und Vernetzung mit sozialen Einrichtungen und weiteren Unterstützungsfunktionen wie Vereinen und Ehrenämtern in der Gemeinde anzustreben (Böhm & Schönknecht, 2020).

Krankenkassen sind ebenfalls wichtige Kooperationspartner, denn sie haben ein umfassendes Bild über die Versorgungssituation und Inanspruchnahme aufgrund der zur Verfügung stehenden Leistungs- und Abrechnungsdaten. Die Datenlage könnte zukünftig über den Zugang zu Befunden über die elektronische Patientenakte (ePA) noch umfangreicher zur Verfügung stehen. Da Krankenkassen bereits heute erfahren sind in der Beratung und Koordination von Versicherten, können sie dabei unterstützen, Kontakte herzustellen, Einwohner aufzuklären und Anreize für gesundheitsförderliches Verhalten zu schaffen, ohne dabei selbst medizinisch tätig zu werden. Ein Ausbau der Zusammenarbeit mit in der Region stark vertretenen Krankenkassen könnte ressourcenschonender sein als die Schaffung alternativer und evtl. konkurrierender Beratungsangebote (Kloepfer et al., 2022).

7.6 Leitfaden zur operativen Umsetzung

Im Zuge des Aufbaus von Versorgungsstrukturen und deren dauerhafter Etablierung sowie Weiterentwicklung sind zahlreiche operative Maßnahmen zu bewältigen, die für Kommunen ungewohnt sein können. Zum Aufbau von RVZ wurde beispielsweise ein Leitfaden erstellt, welcher seit Juli 2023 zur Verfügung steht und als Hilfestellung genutzt werden kann. Weiterhin berät eine Geschäftsstelle des Niedersächsischen Ministeriums für Bundes- und Europaangelegenheiten und regionale Entwicklung die Kommunen bei der Initiierung von Versorgungszentren (Niedersächsisches Ministerium für Bundes- und Europaangelegenheiten und Regionale Entwicklung (MB), 2023). Die Erkenntnisse zur Steuerung in Richtung des Zielbildes zur Gesundheitsversorgung aus der Analyse der

Gemeinde Krummhörn und den Praxisbeispielen wurden in einem strukturierten Leitfaden zusammengefasst (Tabelle 4).

Der Leitfaden orientiert sich an den vier Perspektiven „Prozesse und Strukturen", „Bevölkerung und Gesundheitsakteure", „Personal" und „Finanzen" der Balanced Scorecard. Zu den vier Perspektiven können sinnvolle Ziele und Kennzahlen abgeleitet werden. Dabei werden nicht nur harte Zielkennzahlen, wie Finanzkennzahlen, erhoben sondern auch weiche Kennzahlen, wie die Zufriedenheit des Personals (Barthélemy, Knöll, Salfeld, Schulz-Sacharow & Vögele, 2011). Zur Steuerung können Kommunen bei der Umsetzung die für sie wesentlichen Kennzahlen und Soll-Zielwerte bestimmen und so die Ist-Zielerreichung mit diesen abgleichen. Die Gemeinde Krummhörn könnte zum Beispiel eine Kennzahl festlegen, um den Breitbandausbau zu fördern. Diese Kennzahl könnte sich an dem Anteil der Haushalte im LK Aurich orientieren, die bereits an das Breitbandnetz angeschlossen sind. Ebenso könnte die Zufriedenheit der Einwohner und der Gesundheitsakteure mit den Strukturen der Gesundheitsversorgung zum aktuellen Stand durch eine Befragung erhoben werden und entsprechende Zielkennzahlen könnten dazu festgelegt werden. Diese sind regelmäßig, beispielsweise jährlich, zu überprüfen. So wird messbar, wie erfolgreich die eingeleiteten Maßnahmen sind und ob diese ggf. angepasst werden müssen.

Tab. 4: Leitfaden zur Steuerung kommunaler Gesundheitsversorgung

Operatives Ziel	**Maßnahmen**
	Prozesse und Strukturen
Aufbau Primärversorgungszentrum	• Anmieten der Immobilien (PVZ und ggf. Außenstellen) • Rechtliche und Haftungsfragen klären • Verkehrsanbindungen prüfen • Mobilitätsangebote (Lieferdienste, Busse) prüfen • Ansprache der Gesundheitsakteure • Personalauswahl
Transparenz über Versorgungsangebote schaffen	• Angebote digital und analog breit kommunizieren und Übersicht (beispielsweise als Karte) zur Verfügung stellen • Gesundheitsportal aufbauen und pflegen
Digitalisierung nutzen	• Umsetzung von digitalen Möglichkeiten, Standards für den Datenaustausch, Interoperabilität sowie die Anwendung neuer Geschäftsmodelle etablieren • Breitbandversorgung ausbauen
Analyse, Steuerung und Monitoring der Gesundheitsversorgung	• Bedarfsanalysen, Planungs- und Konzeptionierungsarbeiten durchführen • Regelmäßiges ganzheitliches Monitoring der Gesundheitsversorgung • Beobachtung der weiteren Ausgestaltung der rechtlichen Rahmenbedingungen und der damit einhergehenden Gestaltungsmöglichkeiten

Tab. 4: *(Fortsetzung)*

	• Nicht verfügbare Ressourcen oder Wissen zur Analyse bzw. zum Aufbau von Versorgungsstrukturen beschaffen
Gesundheitspflege etablieren	• Strukturen für (Schul-)Gesundheitspflege organisieren und Hausbesuche planen
Operatives Ziel	**Maßnahmen**
	Bevölkerung und Gesundheitsakteure
Zufriedenheit der Einwohner stärken	• Bedarfsorientiertes Angebot zur Verfügung stellen, um Auslastung und Nachhaltigkeit sicher zu stellen • Angebote an thematischen Vorträgen und Austauschen organisieren • Einwohnerdialog fördern
Akzeptanz des PVZ fördern	• Frühzeitige Kommunikation und Einbindung der Gesundheitsakteure und Einwohner • Berichte über Planung, Stand der Umsetzung und Förderungen der Vorhaben über analoge und digitale Medien
Netzwerkbildung und sektorenübergreifende Strukturen fördern	• Kooperationen intern und mit anderen Gemeinden und Partnern aus der Wirtschaft, Stiftung Gesundheit, Krankenkassen, Netzwerke aufbauen • Erfahrungsaustausche initiieren • Kooperative und koordinierte Zusammenarbeit fördern • Nicht verfügbare Ressourcen oder Wissen zur Analyse bzw. zu Aufbau von Versorgungsstrukturen beschaffen
Zufriedenheit der Gesundheitsakteure stärken	• Schaffung attraktiver Arbeits- und Lebensbedingungen • Angebot von Weiterbildungen schaffen • Soziale Einrichtungen, Vereine, Nachbarschaftshilfen, Ehrenämter etc. stärken
Gemeindeattraktivität stärken	• Bedarfsgerechten Wohnraum für Familien und Senioren schaffen • Angebote für Familien stärken (Kinderbetreuung, Bildung, Kultur, Mobilität) • Attraktivität der Arbeitsplätze sichern (Breitbandausbau, mobiles Internet, Co-Working-Spaces) • Zuwanderung unterstützen (Beratung, Sprachvermittlung)
	Personal
Personalbesetzung	• Einstellung der Geschäftsführung • Rekrutierung der Ärzte, Einbindung und Gewinnung von Ärzten in der Kommune • Einstellen der Gesundheitspfleger/Schulgesundheitspfleger • Strategien zur Fachkräftegewinnung entwickeln
Personalentwicklung	• Bedarf für Weiterbildungsmaßnahmen prüfen und organisieren • Fortbildung für Gesundheitspflege organisieren
Personalplanung	• Personalbedarfe erheben und planen

Finanzen	
Finanzplanung	• Businessplan erstellen • Mitarbeiterkapazitäten sowie finanzielle Ressourcen durch die Kommune bereitstellen • Langfristige Sicherung der Finanzmittel sicherstellen
Fördermöglichkeiten	• Förderung des Aufwands für Planung, Konzeption und Projektkoordination sowie MVZ-Ausstattung über öffentliche Hand, private Investitionen, Darlehen und GKV prüfen

Quelle: Eigene Darstellung.

8 Zusammenfassung und Ausblick

Das erarbeitete Konzept zur Analyse kommunaler Strukturen zur Gesundheitsversorgung orientiert sich an einer ganzheitlichen Zielstellung für eine gesunde Versorgung, dem Fünffachziel. Mit diesem strukturierten und komplexitätsreduzierenden Ansatz konnte der Ist-Zustand der Gesundheitsversorgung sowie eine Prognose bis zum Jahr 2035 für die Gemeinde Krummhörn erarbeitet werden. Die Daten der Gemeinde Krummhörn, des Landkreises sowie des Bundeslandes wurden erhoben und damit eine Einordnung der Position der Gemeinde Krummhörn zu den Vergleichsregionen ermöglicht. Die verwendeten Indikatoren und Kennzahlen sind flexibel erweiterbar und bieten je nach Kennzahl die Möglichkeit einer einfachen halbjährlichen oder jährlichen Aktualisierung.

Da eine wiederverwendbare strukturierte Datenbasis zur Bedarfsanalyse aufgrund von frei zugänglichen Daten geschaffenen wurde, ist diese zukünftig nicht nur von der Gemeinde Krummhörn verwendbar, sondern ebenfalls für andere Regionen auf Postleitzahlen-, Landkreis- oder Bundeslandebene nutzbar. Ein Aufwand besteht insbesondere bei der erstmaligen Erstellung der Daten sowie der mindestens einmal jährlichen Aktualisierung.

Zu beachten ist jedoch, dass bei der Analyse und Planung von Strukturen zur Gesundheitsversorgung in Deutschland ein erheblicher Mangel an Transparenz über verfügbare Daten besteht (Stegmaier, 2022a). Ferner existiert Nachholbedarf bzgl. des Einbezugs von sozioökonomischen Determinanten, zu dem Zweck, allen Einwohnern den Zugang zur Gesundheitsversorgung zu ermöglichen (Böhm & Schönknecht, 2020). Diese Defizite konnten im Rahmen dieser Versorgungsstrukturanalyse bestätigt werden. Es gelang nicht immer, zu allen relevanten Kennzahlen aus öffentlich zugänglichen Quellen Daten auf Gemeindeebene vollständig, aktuell oder für das Basisjahr zu erhalten. Insbesondere zeigten sich Lücken bei der Dimension Inanspruchnahme. Aufgrund dessen wurden für die Gemeinde Krummhörn Annahmen getroffen, die aus den Erfahrungen der Analyseerkenntnisse oder den Vergleichsregionen abgeleitet wurden. So entstand ein Gesamtbild der Ist-Situation und deren Prognose über die vier Dimensionen hinweg, welches es möglich machte, diese zu bewerten und Problemstellungen abzuleiten.

Die Analysen zeigten außerdem eine Schwäche bei der Planung der vertragsärztlichen Versorgung in Deutschland. Diese erfolgt aktuell aufgrund der Ermittlung der Versorgungsgrade für sogenannte Mittelbereiche, welche unterschiedliche Entwicklungen auf Landkreisebene aufzeigen. Diese Planungsbereiche sind oft zu groß angelegt für eine primärärztliche Versorgung, die wohnortnah erfolgen sollte (Lübking, 2020). Dies zeigte sich auch am Beispiel der Gemeinde Krummhörn, für welche die Versorgungsgrade auf Ebene des gesamten Landkreises ermittelt werden. Interessant wäre, wie unterschiedlich sich das Angebot und die Nachfrage an ärztlichen Leistungen in den einzelnen Kommunen der Landkreise entwickelt.

Anzuführen ist weiterhin, dass es sich bei den Ansätzen und Instrumenten zur Gestaltung der Gesundheitsversorgung nicht um eine vollständige Übersicht handelt. Es wurden nur die für die Gemeinde Krummhörn wesentlichen Ansätze aufgeführt, um den Umfang im Rahmen dieser Versorgungsstrukturanalyse zu begrenzen. Dies gilt insbesondere für die Angebote zur Gesundheitsförderung und Prävention sowie der digitalen Angebote.

Zielstellung dieser Arbeit war es, am Beispiel der Gemeinde Krummhörn mittels Versorgungsstrukturanalyse aktuelle sowie zukünftige Versorgungsdefizite zu erkennen und Ansätze zu deren Steuerung ganzheitlich zu planen. Das zu diesem Zweck entwickelte Konzept sollte so aufgebaut werden, dass es bestenfalls ganz oder teilweise auf andere Regionen übertragbar ist.

Die Analyseergebnisse der Gesundheitsversorgung der Gemeinde Krummhörn und deren Prognose in das Jahr 2035 zeigten fünf wesentliche Handlungsfelder auf, insbesondere das Sicherstellen der wohnortnahen Primärversorgung, die Förderung von Gesundheitsförderung und Prävention sowie die Stärkung der Gesundheitsförderung, Prävention und Gesundheitskompetenz der Bevölkerung. Weiterhin sind die Chancen der Digitalisierung zur Zusammenarbeit und Versorgung zu nutzen und die Gemeindeattraktivität zu stärken. Treiber für diese Handlungsfelder sind vor allem die überproportionale Alterung der Bevölkerung sowie deren niedriger Bildungsstand, welche mit geringer Gesundheitskompetenz einhergeht und eine steigende Inanspruchnahme von Leistungen erwarten lässt. Insbesondere Krankheitsbilder wie Adipositas, Diabetes, Asthma, Herzinsuffizienz, Brustkrebs und Suchterkrankungen liegen bereits heute über dem Bundesschnitt und werden sich auch zukünftig stärker entwickeln. Dies treibt den Bedarf an hausärztlicher sowie psychotherapeutischer Versorgung. Ein steigender Anteil der heute schon hohen Pflegebedürftigen in der Kommune ist erwartbar. Der wachsenden Inanspruchnahme stehen zukünftig nicht ausreichende Angebotsstrukturen gegenüber. Schon heute ist das Rentenalter der in der Kommune ansässigen Ärzte überdurchschnittlich hoch, sodass bis 2035 der überwiegende Anteil an Hausärzten das Rentenalter erreichen wird. Ebenso sind die Erreichbarkeiten für die Einwohner von Angeboten zum Kinderarzt und zur Tagespflege überdurchschnittlich hoch. Die Alterung der Bevölkerung lässt ebenfalls einen Rückgang von Unterstützungsangeboten wie Nachbarschaftshilfen, sozialer Arbeit und Ehrenämtern erwarten. Die Versorgung wird auch erschwert, wenn digitale Angebote zur Vorsorge bzw. Therapie nicht genutzt werden können.

Für eine weiterführende konkretisierte Ausgestaltung sowie erfolgreiche Implementierung des Zielbildes werden Diskussionen mit der Bevölkerung und den an der Gesundheitsversorgung beteiligten Akteuren sowie Managementstrukturen notwendig sein. Nur wenn darüber hinaus alle Akteure bereit sind, unabhängig von heutigen Strukturen und Grenzen zu denken und gemeinsam patientenzentriert zu handeln, wird die Gesundheit in unterversorgten oder davon bedrohten Gebieten zukünftig gesichert sein. Wesentliche Erfolgsfaktoren sind eine ganzheitliche Analyse der Gesundheitsversorgung sowie eine daraus abgeleitete ganzheitlich vernetzte Planung der Strukturen, die partizipativ mit den Beteiligten vor Ort diskutiert, bedarfsorientiert umgesetzt und regelmäßig überprüft sowie angepasst wird.

In dem beschriebenen Projektbeispiel wurden den lokalen Gesundheitsakteuren die Ergebnisse der Versorgungsanalyse vorgestellt und in einer Workshop-Reihe die Handlungsfelder erarbeitet. Als prioritäres Projekt wurde die Konzeption und Entwicklung eines Primärversorgungszentrums bestimmt. Parallel dazu wurde das Projekt einer telemedizinisch-gestützten Community Health Nurse (*TelCo*) Anfang 2025 zunächst für einen Zeitraum von drei Jahren gestartet. Neben einer niedrigschwelligen Vernetzung der Akteure durch einen TI-Messenger beispielsweise im Bereich der Pflege werden weitere Projekte im Bereich der Telemedizin durchgeführt. Hierzu zählen die Anbindung des Regionalen Gesundheitszentrums in Norden mit einer telemedizinisch angebundenen Flying Nurse oder die Konzeption eines Regionalen Telemedizin-Zentrums. Möglich wird dies durch das Engagement der regionalen Gesundheitsakteure in Ostfriesland in einem Netzwerk und durch die Unterstützung der Vorhaben durch den Landkreis Aurich und die kreisfreie Stadt Emden.

Abschließend liefert dieser Beitrag zentrale Erkenntnisse einerseits zum Vorgehen der Analyse und Planung kommunaler Gesundheitsversorgung in der Gemeinde Krummhörn und andererseits ein auf andere Regionen übertragbares sowie praktikables Methodenpapier zur Analyse und Ausgestaltung von kommunalen Strukturen zur Sicherung der Gesundheitsversorgung. Damit leisten die Ergebnisse einen wichtigen Beitrag zur Forschung in der regionalen Gesundheitsversorgung und fördern entscheidend die Effizienz und Qualität bei der Gestaltung kommunaler Strukturen zur Gesundheitsversorgung in Deutschland. Weiterhin unterstützen die Ergebnisse entscheidend dabei, die Rolle von Kommunen als Gestalter der Gesundheitsversorgung vor Ort in den Punkten Transparenz, Vertrauensbildung und Daseinsfürsorge weiterzuentwickeln und fördert die Zufriedenheit der Gesundheitsakteure durch die Einbindung auf dem Weg zu einer verbesserten, bedarfsorientierten Gesundheitsversorgung und zu einer gesteigerten Gesundheit der Patienten.

Literatur

Agency for Healthcare Research and Quality (AHRQ). (2023). AHRQ evidence-based Care Transformation Support (ACTS). Verfügbar unter: https://digital.ahrq.gov/acts (12.5.2024).

Amt für Bürgerdienste, Ordnung und Sicherheit Aurich (Hrsg.). (2023). LANDKREIS AURICH RETTUNGSDIENST Sachstand Rettungsmittelvorhaltung bei Umwandlung der UEK Norden.

Angerer, A. & Berger, S. (2023). *Der Digital Health Report 2023/2024.* MWV Medizinisch Wissenschaftliche Verlagsgesellschaft. doi:10.32745/9783954668342.

Arbeitsgemeinschaft der Landkreise und kreisfreien Städte in Weser-Ems (Hrsg.). (2018). Innovation in der Daseinsvorsorge Masterplan Weser-Ems. Verfügbar unter: https://www.weser-ems.eu/export/sites/default/wissensregion/assets/dl-news/Masterplan-Daseinsvorsorge-Weser-Ems.pdf (29.3.2024).

Aristo Pharma GmbH. (2020). *Trotz Corona zum Frauenarzt? Was du jetzt über die Vorsorgeuntersuchung, das Pillenrezept und Co. wissen musst.* Verfügbar unter: https://www.meine-pille.de/schon-gewusst/waehrend-corona-zum-frauenarzt (12.5.2024).

Ärztezeitung. (2022). *AerzteZeitung.de.* Verfügbar unter: https://www.aerztezeitung.de/Nachrichten/Aerztenetz-Unna-gruendet-MVZ-434927.html (12.5.2024).

Ärztezeitung. (2023a). *Land fördert Aufbau von Fachkräftepool im Gesundheitsnetz „Genial".* Verfügbar unter: https://www.aerztezeitung.de/Nachrichten/Land-foerdert-Aufbau-von-Fachkraeftepool-im-Gesundheitsnetz-Genial-435839.html (12.5.2024).

Ärztezeitung. (2023b). *MVZ-Regulierung: MEDI will Fachgleichheit und Überregionalität nicht aufgeben.* Verfügbar unter: https://www.aerztezeitung.de/Wirtschaft/MVZ-Regulierung-MEDI-will-Fachgleichheit-und-Ueberregionalitaet-nicht-aufgeben-435856.html (12.5.2024).

Ärztezeitung. (2024a). *Plattform, Praktika, Praxisluft: Vier Projekte locken Ärzte aufs Land.* Verfügbar unter: https://www.aerztezeitung.de/Wirtschaft/Plattform-Praktika-Praxisluft-Vier-Projekte-locken-Aerzte-aufs-Land-448312.html (12.5.2024).

Ärztezeitung. (2024b). *KV Niedersachsen fördert niederlassungswillige Ärzte mit bis zu 75.000 Euro.* Verfügbar unter: https://www.aerztezeitung.de/Wirtschaft/KV-Niedersachsen-fordert-niederlassungswillige-Aerzte-mit-bis-zu-75000-Euro-447175.html#:~:text=Ärztemangel-,KV%20Niedersachsen%20fördert%20niederlassungswillige%20Ärzte%20mit%20bis%20zu%2075.000%20Euro,75.000%20Euro%20sind%20dafür%20drin (12.5.2024).

Ärztezeitung. (2024c). *Lauterbachs Verzicht auf Kioske und Primärversorgungszentren erntet geteiltes Echo.* Verfügbar unter: https://www.aerztezeitung.de/Politik/Zustimmung-der-Aerzte-fuer-Verzicht-auf-Kioske-und-Primaerversorgungszentren-448798.html (12.5.2024).

Auschra, C., Gröne, O., Hildebrandt, H. & Sydow, J. (2018). Serielles Unternehmertum unter widrigen Umständen – Aufbau und Skalierung von populationsbezogenen Versorgungsmodellen. In Pfannstiel, M. A., Da-Cruz, P. & Rasche, C. (Hrsg.), *Entrepreneurship im Gesundheitswesen III* (S. 149–174). Wiesbaden: Springer Fachmedien Wiesbaden. doi:10.1007/978-3-658-18413-1_9.

Bachinger, M. (Hrsg.). (2011). *Regionen und Netzwerke: Kooperationsmodelle zur branchenübergreifenden Kompetenzentwicklung* (1. Aufl). Wiesbaden: Gabler.

Barmer Institut für Gesundheitssystemforschung (bifg). (2021). *Morbiditäts- und Sozialatlas.* Verfügbar unter: https://www.bifg.de/atlas (9.3.2024).

Barthélemy, F., Knöll, H.-D., Salfeld, A., Schulz-Sacharow, C. & Vögele, D. (2011). Balanced Scorecard – das Managementsystem. *Balanced Scorecard* (S. 57–70). Wiesbaden: Vieweg +Teubner. doi:10.1007/978-3-8348-9885-2_2.

Bertelsmann Stiftung. (2020). *Wegweiser Kommune Bevölkerungsentwicklung Niedersachsen, Aurich, Landkreis, Krummhörn.* Verfügbar unter: https://www.wegweiser-kommune.de/daten/demografie-bevoelkerungsstand+bevoelkerungsentwicklung+niedersachsen+aurich-lk+krummhoern+2020-2035+liniendiagramm (20.3.2024).

Bertelsmann Stiftung. (2020a). Demografietypisierung 2020 Methodisches Vorgehen und empirische Befunde Berichtsjahr 2018. Gütersloh. Verfügbar unter: https://www.wegweiser-kommune.de/documents/20125/132144/Methodik.pdf/3ce31deb-82d8-2d81-3a05-ff04598ca9ed?t=1624361148831 (5.3.2024).

Bertelsmann Stiftung. (2020b). Übersicht_Demografietypen. Verfügbar unter: https://www.wegweiser-kommune.de/demografietypen (7.6.2024).

Bertelsmann Stiftung. (2020c). *Wegweiser Kommune Krummhörn - Demografietyp 3.* Verfügbar unter: https://www.wegweiser-kommune.de/daten/demografietypen+krummhoern+2018+netzdiagramm (8.4.2024).

Bertelsmann Stiftung. (2020d). *Wegweiser Kommune Sterbefälle Niedersachsen, Aurich, Landkreis, Krummhörn.* Verfügbar unter: https://www.wegweiser-kommune.de/daten/sterbefaelle-1+niedersachsen+aurich-lk+krummhoern+2018-2035+liniendiagramm

Bertelsmann Stiftung (Hrsg.). (2020e). Demografietypisierung 2020, Typ 3: Kleine und mittlere Gemeinden mit moderater Alterung und Schrumpfung. Verfügbar unter: https://www.wegweiser-kommune.de/documents/20125/132144/Typ+3.pdf/8846ff9d-7b26-3c78-7c64-07c717c7508e?t=1624448914425 (2.3.2024).

Bertelsmann Stiftung. (2021a). *Arbeitsplatzentwicklung der vergangenen 5 Jahre Niedersachsen, Aurich, Landkreis, Krummhörn.* Verfügbar unter: https://www.wegweiser-kommune.de/daten/arbeitsplatzentwicklung-der-vergangenen-5 jahre+niedersachsen+aurich-lk+krummhoern+2016-2021+tabelle (7.6.2024).

Bertelsmann Stiftung. (2021b). *Wegweiser Kommune Altersstruktur - Prognose - 2035 Entwicklung der Altersgruppen.* Verfügbar unter: https://www.wegweiser-kommune.de/daten/altersstrukturgrafik+entwicklung-der-altersgruppen-prognose+niedersachsen+aurich-lk+krummhoern+2035 (2.3.2024).

Bertelsmann Stiftung. (2023). Bevölkerung Aurich, Lk. Verfügbar unter: https://www.wegweiser-kommune.de/daten/bevoelkerung+aurich-lk+2016-2022+tabelle (7.6.2024).

Bieckmann, R., Heinze, R. G. & Schönauer, A.-L. (2022). *Begleitende Evaluation der Modellphase Regionale Versorgungszentren in Niedersachsen, Endbericht für das Niedersächsische Ministerium für Bundes- und Europaangelegenheiten und Regionale Entwicklung.* Verfügbar unter: https://www.mb.niedersachsen.de/startseite/regionale_landesentwicklung_und_eu_forderung/regionale_landesentwicklung/weitere_instrumente/regionale_versorgungszentren_in_niedersachsen/alles-unter-einem-dach-regionale-versorgungszentren-in-den-landlichen-raumen-194968.htm (25.3.2024).

Bogumil, J. & Jann, W. (2020). *Verwaltung und Verwaltungswissenschaft in Deutschland: Eine Einführung.* Wiesbaden: Springer Fachmedien Wiesbaden. doi:10.1007/978-3-658-28408-4.

Böhm, K. & Schönknecht, M. (2020). Die Rolle der Kommunen im Bereich Gesundheit: Eine Analyse der Kooperationen zwischen Kommunen und medizinischen Leistungserbringern des

Versorgungssystems im Rahmen von Patientenorientierten Zentren der Primär-und Langzeitversorgung (PORT). Zentrum für interdisziplinäre Regionalforschung (ZEFIR), Fakultät für Sozialwissenschaft, Ruhr-Universität Bochum.

Brinkmeier, M., Hilbert, J. & Hildebrandt, H. (2023). Vorschlag für einen Regio- Transformationsfonds. Verfügbar unter: https://optimedis.de/files/Publikationen/Fachartikel/2023/Vorschlag_Regio-Transformationsfonds.pdf (12.5.2024).

Bundesärztekammer und Kassenärztliche Bundesvereinigung (Hrsg.). (2017). Physician Assistant – Ein neuer Beruf im deutschen Gesundheitswesen. Verfügbar unter: https://www.bundesaerztekammer.de/fileadmin/user_upload/_old-files/downloads/pdf-Ordner/Fachberufe/Physician_Assistant.pdf (11.4.2024).

Bundesinstitut für Bau-, Stadt- und Raumforschung (BBSR). (2024). *INKAR - Indikatoren und Karten zur Raum- und Stadtentwicklung*. Verfügbar unter: https://www.inkar.de (2.4.2024).

Bundesministerium für Gesundheit (BMG). (2023). *GVSG-RefE. Entwurf eines Gesetzes zur Stärkung der Gesundheitsversorgung in der Kommune (Gesundheitsversorgungsstärkungsgesetz – GVSG).* Verfügbar unter: https://arge-medizinrecht.de/wp-content/uploads/2023/06/Referentenentwurf_GVSG_1687415774.pdf (5.12.2023).

Bundesministeriums für Gesundheit (BMG) (Hrsg.). (2024). Referentenentwurf des Bundesministeriums für Gesundheit Entwurf eines Gesetzes zur Stärkung der Gesundheitsversorgung in der Kommune (Gesundheitsversorgungsstärkungsgesetz – GVSG). Verfügbar unter: https://www.bundesgesundheitsministerium.de/fileadmin/Dateien/3_Downloads/Gesetze_und_Verordnungen/GuV/G/GVSG_Referentenentwurf.pdf (03.06.2024)

Burgi, M. & Igl, G. (2021). *Rechtliche Voraussetzungen und Möglichkeiten der Etablierung von Community Health Nursing (CHN) in Deutschland.* Nomos Verlagsgesellschaft mbH & Co. KG. doi:10.5771/9783748924319.

BZgA Bundeszentrale für gesundheitliche Aufklärung. (2024a). Bundeszentrale für gesundheitliche Aufklärung. *Bundeszentrale für gesundheitliche Aufklärung.* Verfügbar unter: https://www.bzga.de/ueber-uns/ (12.5.2024).

BZgA Bundeszentrale für gesundheitliche Aufklärung. (2024b). Alkoholfrei Sport geniessen. *Alkoholfrei Sport geniessen.* Verfügbar unter: https://www.alkoholfrei-sport-geniessen.de (12.5.2024).

Brödl, D., Walther, Ph. (2024): Patientenversorgung neu denken - Prävention und Primärversorgung durch multiprofessionelle Teams im ländlichen Raum, in: ku gesundheitsmanagement, 03/2024, S. 60

Charité – Universitätsmedizin Berlin. (2024). Zuhause gut vernetzt medizinisch versorgt. *Zuhause gut vernetzt medizinisch versorgt.* Verfügbar unter: https://www.sth-berlin.org/s-projects-side-by-side (12.5.2024).

CombiRisk GmbH. (2023). *KATRETTER.* Verfügbar unter: https://play.google.com/store/apps/details?id=de.combirisk.KATRETTER&hl=de&gl=US (12.5.2024).

Deutsche Gesellschaft für Care und Case Management (DGCC). (2020). *Case Management Leitlinien. Rahmenempfehlungen, Standards und ethische Grundlagen.* (2. Auflage). medhochzwei.

Deutscher Berufsverband für Pflegeberufe (DBfK) (2023a). Anforderungsprofil Pflegeexpert:in APN. Verfügbar unter: https://www.dbfk.de/media/docs/fachgruppen/erweiterte-pflegepraxis/Anforderungsprofil-APN-Netzwerk-Erw-Pflegepraxis-DBfK.pdf (29.3.2024).

Deutscher Bundesverband für Pflegeberufe (DBfK). (2023b). Schulgesundheitspflege. *Schulgesundheitspflege*. Verfügbar unter: https://www.dbfk.de/de/berufspolitik/schulgesundheitspflege (12.5.2024).

Dinse-Lambracht, A., Bernhard-Wilts, V., Walther, Ph. (2025). Regionale Versorgung neu denken – Praxisbeispiel Ostfriesland, in: kma-online, verfügbar unter: https://www.kma-online.de/aktuelles/klinik-news/detail/ostfriesland-regionale-gesundheitsversorgung-neu-denken-53437

EPatient Analytics GmbH. (2022). *E-Health: Die Bevölkerung ist weiter als die Politik. Studie warnt vor dem Ausverkauf der Vitaldaten der Deutschen an internationale Konzerne*. Verfügbar unter: https://www.epatient-analytics.com/aktuelles/pressemitteilung-epatient-survey-2022/ (12.5.2024).

Ewers, M. (2022). Schulgesundheitspflege und ihre Rolle bei der Förderung von Gesundheitskompetenz im Setting Schule – Erfahrungen aus der modellhaften Erprobung. In Rathmann, K., Dadaczynski, K., Okan, O. & Messer, M. (Hrsg.), *Gesundheitskompetenz* (S. 1–10). Berlin, Heidelberg: Springer Berlin Heidelberg. doi:10.1007/978-3-662-62800-3_105-1.

Feuchtinger, J. & Jahn, P. (2018). *360° PFLEGE – Qualifikationsmix für den Patienten, Robert Bosch Stiftung Deutscher Qualifikationsrahmen – beispielhafte Ausarbeitung als Arbeitsgrundlage für die Arbeitsgruppen*. Verfügbar unter: https://qualifikationsmix-pflege.de/fileadmin/user_upload/downloads/360-Pflege-DQR_Definition_360Grad_Pflege.pdf (6.6.2024).

Gemeinde Krummhörn. (2020). *Zahlen, Daten & Fakten Unsere Gemeinde Krummhörn*. Verfügbar unter: https://www.krummhoern.de/gemeinde/daten-fakten/ (12.5.2024).

Gemeinde Krummhörn. (2024a). *Unsere Schulen Bildung - für uns nicht nur ein Wort*. Verfügbar unter: https://www.krummhoern.de/jugend-und-familie/schulen/ (11.4.2024).

Gemeinde Krummhörn. (2024b). *Ärzte / Krankenhäuser / Apotheken*. Verfügbar unter: https://www.krummhoern.de/gemeinde/gesundheit/ (12.5.2024).

Gemeinsamer Bundesausschuss (GBA). (2023). Richtlinie des Gemeinsamen Bundesausschusses über die Bedarfsplanung sowie die Maßstäbe zur Feststellung von Überversorgung und Unterversorgung in der vertragsärztlichen Versorgung (Bedarfsplanungs-Richtlinie). Verfügbar unter: https://www.g-ba.de/downloads/62-492-3160/BPL-RL_2023-03-16_iK-2023-06-03.pdf (12.5.2024).

George, W. & Bonow, M. (Hrsg.). (2007). *Regionales Zukunftsmanagement. 1: Gesundheitsversorgung / Wolfgang George, Martin Bonow (Hrsg.)*. Lengerich: Papst Science.

GKV-Spitzenverband. (2024). Präventionsangebote der Krankenkassen. *Präventionsangebote der Krankenkassen*. Verfügbar unter: https://www.gkv-spitzenverband.de/service/versicherten_service/praeventionskurse/primaerpraeventionskurse.jsp (12.4.2024).

Google. (2024). *Google Maps*. Verfügbar unter: https://www.google.de/maps/search/defibrillator+in+der+n%C3%A4he+von+krummh%C3%B6rn/@53.4649656,6.7395288,10z/data=!3m1!4b1?entry=ttu (12.5.2024).

Grote Westrick, M. & Volbracht, E. (2020). Überversorgung schadet den Patienten und der Gesellschaft – eine Spurensuche. *Monitor Versorgungsforschung, 13* (01/2020), 61–67. doi:10.24945/MVF.01.20.1866-0533.2204

Hausärztinnen- und Hausärzteverband. (2023). HÄPPI Hausärztliches Primärversorgungszentrum – Patientenversorgung Interprofessionell ein Konzept des Hausärztinnen- und Hausärzteverbandes. Verfügbar unter: https://www.haev.de/fileadmin/user_upload/News_Dateien/2023/2023_11_07_HAEPPI_Konzeptpapier_lang.pdf (12.5.2024).

Hausärztinnen- und Hausärzteverband. (2024). Die Primary Care Managerin (B.Sc.) als Entlastung für Ihren Praxisalltag. Verfügbar unter: https://www.haev.de/themen/studium-fuer-verah (12.5.2024).

Hausärztinnen- und Hausärzteverband Niedersachsen. (2024). NEU: Hausärztliche Praxisassistenz. Verfügbar unter: http://www.haevn.de/index.php/verband/service/hausaerztliche-praxisassistenz (11.6.2024).

Hering, R., Schulz, M. & Czihal, T. (2023). Zukünftige relative Beanspruchung von Vertragsärzten - Eine Projektion nach Fachgruppen bis 2035. Zentralinstitut für die kassenärztliche Versorgung in Deutschland (Zi). doi:10.20364/VA-23.07.

Hildebrandt, H., Pimperl, A., Schulte, T., Hermann, C., Riedel, H., Schubert, I. et al. (2015). Triple Aim – Evaluation in der Integrierten Versorgung Gesundes Kinzigtal – Gesundheitszustand, Versorgungserleben und Wirtschaftlichkeit. *Bundesgesundheitsblatt - Gesundheitsforschung - Gesundheitsschutz, 58* (4–5), 383–392. doi:10.1007/s00103-015-2120-y.

Hildebrandt, H. & Stührenberg, A. (2023). Beispiele für Gesundheitskioske. *Gesundheitskiosk* (S. 41–45). Wiesbaden: Springer Fachmedien Wiesbaden. doi:10.1007/978-3-658-43666-7_8.

Hinke, C. (2022). Integrierte Primärversorgungszentren – BMC-Impulspapier zur Weiterentwicklung einer sozialraumbezogenen, fortschrittlichen regionalen Grundversorgung.

Hoebel, J., Wachtler, B., Müters, S., Michalski, N. & Lambert, T. (2021). Bildung als Ressource für Gesundheit. Verfügbar unter: https://www.bpb.de/kurz-knapp/zahlen-und-fakten/datenreport-2021/gesundheit/330123/bildung-als-ressource-fuer-gesundheit/ (12.5.2024).

Innovationsausschuss beim Gemeinsamen Bundesausschuss gemäß § 92b SGB V. (o. J.). Förderprojekte – Neue Versorgungsformen. *Förderprojekte – Neue Versorgungsformen*. Verfügbar unter: https://innovationsfonds.g-ba.de/projekte/neue-versorgungsformen/ (12.5.2024).

Institut für Hausärztliche Fortbildung (IHF) e. V. (2024). Institut für Hausärztliche Fortbildung (IHF) e. V. 2024. Verfügbar unter: https://www.verah.de (12.5.2024).

Interverband für Rettungswesen (IVR) (Hrsg.). (2018). Leitfaden zum Aufbau und Betrieb von First Responder-Systemen. Verfügbar unter: https://www.144.ch/wp-content/uploads/2020/07/Leitfaden-First-Responder-1.pdf (28.4.2024).

Itchhaporia, D. (2021). The Evolution of the Quintuple Aim. *Journal of the American College of Cardiology, 78* (22), 2262–2264. doi:10.1016/j.jacc.2021.10.018.

Iversen, L., Wolf-Ostermann, K. & Petersen-Ewert, C. (2023). Welche Aufgaben hat eine Community Health Nurse?: Ein Scoping Review zu Tätigkeitsfeldern am Beispiel der Versorgung von chronisch Erkrankten. *Prävention und Gesundheitsförderung, 18* (3), 299–307. doi:10.1007/s11553-022-00961-1.

Jazzie. (2023). https://www.krummhoern-magazin.de/erfolgreich-spendensammlung-fuenf-defilibratoren. Verfügbar unter: https://www.krummhoern-magazin.de/erfolgreich-spendensammlung-fuenf-defilibratoren (12.5.2024).

Jordan, S. & Hoebel, J. (2015). Gesundheitskompetenz von Erwachsenen in Deutschland: Ergebnisse der Studie „Gesundheit in Deutschland aktuell" (GEDA). *Bundesgesundheitsblatt - Gesundheitsforschung - Gesundheitsschutz, 58* (9), 942–950. doi:10.1007/s00103-015-2200-z.

Kaendler, S., Ritter, M., Sander, D., Elstner, M., Schwarzbach, C., Wagner, M. et al. (2022). Positionspapier Schlaganfallnachsorge der Deutschen Schlaganfall-Gesellschaft – Teil 1:

Nachsorge nach einem Schlaganfall: Status quo der Versorgungsrealität und Versorgungsdefizite in Deutschland. *Der Nervenarzt, 93* (4), 368–376. doi:10.1007/s00115-021-01231-9.

Kaplan, R. S., Norton, D. P., Horváth, P. & Kaplan, R. S. (1997). *Balanced scorecard: Strategien erfolgreich umsetzen.* Stuttgart: Schäffer-Pöschel.

Kassenärztliche Bundesvereinigung (KBV). (2023). Vereinbarung über die Erbringung ärztlich angeordneter Hilfeleistungen in der Häuslichkeit der Patienten, in Alten- oder Pflegeheimen oder in anderen beschützenden Einrichtungen gem. § 28 Abs. 1 Satz 2 SGB V oder in hausärztlichen Praxen (Delegations-Vereinbarung). Verfügbar unter: https://www.kbv.de/media/sp/08_Delegation.pdf (13.3.2024).

Kassenärztliche Vereinigung Niedersachsen (KVN). (2024a). Fallzahlen verschiedener FG Landkreis Aurich und Stadt Emden.

Kassenärztliche Vereinigung Niedersachsen (KVN). (2024b). *Bedarfsplanung.* Verfügbar unter: https://www.kvn.de/Mitglieder/Zulassung/Bedarfsplanung.html (12.5.2024).

Kathodische Hochschule Mainz. (2023). *FAMOUS – Fallbezogene Versorgung multimorbider Patienten und Patientinnen in der Hausarztpraxis durch Advanced Practice Nurses.* Verfügbar unter: https://www.kh-mz.de/forschung/famous/ (10.4.2024).

Kloepfer, A., Griebel, S., Elsner, U., Demmler, G., Scherwitz, E., Weber, S. et al. (2022). Integrierte Versorgung – Überwinden wir endlich die Sektorengrenzen?, (02/2022).

Köckler, H., Roll, A., Wessels, M. & Hildebrandt, H. (2023). *Gesundheitskiosk: Konzepte, Erfahrungen und Perspektiven.* Wiesbaden: Springer Fachmedien Wiesbaden. doi:10.1007/978-3-658-43666-7.

Kühnelt, C., Starker, A., Varnaccia, G. & Schiekiewitz, A. (2023). Schuleingangsuntersuchungen als kleinräumige Datenquelle für ein Monitoring der Kindergesundheit am Beispiel Adipositas. Robert Koch-Institut. doi:10.25646/11297.

Landesamt für Statistik Niedersachsen (LSN). (2023). *LSN-Online - die kostenfreie Regionaldatenbank für Niedersachsen.* Verfügbar unter: https://www1.nls.niedersachsen.de/statistik/default.asp (10.3.2024).

Landespräventionsrat Niedersachsen. (2024). Grüne Liste Prävention. *Grüne Liste Prävention.* Verfügbar unter: https://lpr.niedersachsen.de/service/suche/?tx_solr%5Bq%5D=Grüne+Liste+Prävention (12.5.2024).

LandesSportBund Niedersachsen e. V. (LSB) (Hrsg.). (2024). LSB-Statistik 2023. Verfügbar unter: https://www.lsb-niedersachsen.de/fileadmin/daten/dokumente/lsb-statistik/2023_LSB-Statistik.pdf (10.4.2024).

Landesvereinigung für Gesundheit und Akademie für Sozialmedizin Niedersachsen Bremen e. V. (2023). *Patientenmobil Ein Projekt der Gesundheitsregion Leer.* Verfügbar unter: https://www.gesundheitsregionen-nds.de/Patientenmobil (12.5.2024).

Landkreis Aurich. (2023). Zentralklinikum. Verfügbar unter: https://www.landkreis-aurich.de/zentralklinikum/ (12.5.2024).

Laurant, M., Sergison, M. & Sibbald, B. (1998). Substitution of doctors by nurses in Primary Care. In The Cochrane Collaboration (Hrsg.), *Cochrane Database of Systematic Reviews* (S. CD001271). Chichester, UK: John Wiley & Sons, Ltd. doi:10.1002/14651858.CD001271.

Leyendecker, B. & Pötters, P. (Hrsg.). (2022). *Werkzeuge für das Projekt- und Prozessmanagement: Klassische und moderne Instrumente für den Management-Alltag.* Wiesbaden: Springer Fachmedien Wiesbaden. doi:10.1007/978-3-658-34724-6.

Liebl-Wachsmuth, M. (2021). Bedarfserhebung zum Thema „Gesundheitsförderung und Prävention“ im Landkreis Aurich Ergebnisdarstellung im Rahmen einer Online-Befragung. (Landkreis Aurich, Hrsg.). Verfügbar unter: https://www.landkreis-aurich.de/fileadmin/dateiablage/53-gesundheitsamt/pdf/Ergebnisse_Online-Befragung.pdf (8.3.2024).

Löcherbach, P., Klug, W., Remmel-Faßbender, R. & Wendt, W. R. (Hrsg.). (2009). *Case Management: Fall- und Systemsteuerung in der Sozialen Arbeit: mit 25 Abbildungen und 16 Tabellen* (4., aktualisierte Auflage). München Basel: Ernst Reinhardt Verlag.

Lübking, U. (2020). Sicherstellung der Gesundheitsversorgung auf dem Lande. *Gesundheits- und Sozialpolitik, 74* (2), 8–15. doi:10.5771/1611-5821-2020-2-8.

Medi-Karriere. (2021). *School Nursing (Schulgesundheitspflege).* Verfügbar unter: https://www.medi-karriere.de/magazin/school-nursing-schulgesundheitspflege/ (11.4.2024).

Michalski, N., Reis, M., Tetzlaff, F., Herber, M., Kroll, L. E., Hövener, C. et al. (2022). D-German Index of Socioeconomic Deprivation (GISD): Revision, Aktualisierung und Anwendungsbeispiele. Robert Koch-Institut. doi:10.25646/10640.

Ministerium für Arbeit, Soziales, Transformation und Digitalisierung Rheinland-Pfalz. (2024). *Gemeindeschwester plus.* Verfügbar unter: https://mastd.rlp.de/themen/soziales/gut-leben-im-alter/gemeindeschwester-plus (12.5.2024).

Ministerium für Arbeit und Sozialordnung, Familie, Frauen und Senioren Baden-Württemberg. (2014). Gesundheitsleitbild Baden-Württemberg. Verfügbar unter: https://sozialministerium.baden-wuerttemberg.de/fileadmin/redaktion/m-sm/intern/downloads/Downloads_Zukunftsplan_Gesundheit/Gesundheitsleitbild_Broschuere_Web.pdf (13.1.2024).

Ministerium für Soziales und Integration Baden-Württemberg. (2018). *Modellprojekt sektorenübergreifende Versorgung in Baden-Württemberg, Projektbericht.* Ministerium für Soziales und Integration Baden-Württemberg. Verfügbar unter: https://sozialministerium.baden-wuerttemberg.de/fileadmin/redaktion/m-sm/intern/downloads/Downloads_Medizinische_Versorgung/SueV_BW_02_Abschlussbericht_Gesamt.pdf (13.1.2023).

Monitor Versorgungsforschung & Stegmaier, P. (2023). Niederschwelligkeit beginnt bei der Kommunikation. *Monitor Versorgungsforschung, 2023* (04), 28–32. doi:10.24945/MVF.04.23.1866-0533.2525.

Müller, S. (2020). Medizinische Versorgungszentren. *Informationen zur Raumentwicklung, 47* (1), 54–57.

Niedersächsisches Ministerium für Bundes- und Europaangelegenheiten und Regionale Entwicklung (MB). (2021). Regionale Verorgungszentren in Niedersachsen, Leitfaden für Kommunen zur Gründung eines RVZ Zusammenfassende, Zwischenergebnisse aus den Modellprojekten. Verfügbar unter: https://www.mb.niedersachsen.de/startseite/regionale_landesentwicklung_und_eu_forderung/regionale_landesentwicklung/weitere_instrumente/regionale_versorgungszentren_in_niedersachsen/alles-unter-einem-dach-regionale-versorgungszentren-in-den-landlichen-raumen-194968.html (12.5.2024).

Niedersächsisches Ministerium für Bundes- und Europaangelegenheiten und Regionale Entwicklung (MB). (2023). „Alles unter einem Dach“: Regionale Versorgungszentren in den ländlichen Räumen. Verfügbar unter: https://www.mb.niedersachsen.de/startseite/regionale_landesentwicklung_und_eu_forderung/regionale_landesentwicklung/weitere_instrumente/regionale_versorgungszentren_in_niedersachsen/alles-unter-einem-dach-regionale-versorgungszentren-in-den-landlichen-raumen-194968.html (12.5.2024).

Nolting, H.-D., Ochmann, R. R. & Zich, K. (2021). *Gesundheitszentren für Deutschland: Wie ein Neustart in der Primärversorgung gelingen kann.* Stuttgart: Robert Bosch Stiftung.

Nundy, S., Cooper, L. A. & Mate, K. S. (2022). The Quintuple Aim for Health Care Improvement: A New Imperative to Advance Health Equity. *JAMA*, *327* (6), 521. doi:10.1001/jama.2021.25181.

NWZonline.de. (2023). *Defibrillatoren können Leben retten. Fünf dieser Geräte wurden jetzt auf besondere Weise in der Krummhörn beschafft.* Verfügbar unter: https://www.nwzonline.de/plus-emden/sammlung-in-der-krummhoern-fuenf-defibrillatoren-nach-besonderer-spendenaktion_a_51,11,3873006255.html (12.5.2024).

Oberbergischer Kreis. (2024). *Gemeinsam für eine bessere Gesundheitsversorgung.* Verfügbar unter: https://oberbergfairsorgt.de/FrontEnd (10.4.2024).

Ochsmann, E., Göen, T., Schaller, K.-H. & Drexler, H. (2009). Lead – Still a health threat for marksmen. *International Journal of Hygiene and Environmental Health, 212* (5), 557–561. doi:10.1016/j.ijheh.2008.11.001.

OECD. (2020). *Realising the Potential of Primary Health Care.* OECD. doi:10.1787/a92adee4-en.

Pfannstiel, M. A., Da-Cruz, P. & Rasche, C. (Hrsg.). (2018). *Entrepreneurship im Gesundheitswesen. 3: Digitalisierung – Innovationen – Gesundheitsversorgung / Mario A. Pfannstiel, Patrick Da-Cruz, Christoph Rasche (Hrsg.).* Wiesbaden [Heidelberg]: Springer Gabler.

Reuschenbach, B. & Priming, M. (2021). Neues Berufsbild: Community Health Nurse. *Heilberufe, 73* (3), 48–51.

Richter, A., Schienkiwitz, A., Starker, A., Krug, S., Domanska, O., Kuhnert, R. et al. (2021). Gesundheitsfördernde Verhaltensweisen bei Erwachsenen in Deutschland – Ergebnisse der Studie GEDA 2019/2020-EHIS. doi:10.25646/8460.2

Robert Koch-Institut. (2018). Tabak- und Alkoholkonsum bei 11- bis 17 Jährigen in Deutschland – Querschnittergebnisse aus KiGGS Welle 2 und Trends. [object Object]. doi:10.17886/RKI-GBE-2018-066.

Robert Koch-Institut (RKI). (2023). *Impfen.* Verfügbar unter: https://www.rki.de/DE/Content/Infekt/Impfen/impfen_node.html (12.5.2024).

Robert Koch-Institut (RKI), R. (2022b). Impfquoten von Kinderschutzimpfungen in Deutschland. doi:10.25646/10838.

Robert-Koch-Institut (RKI), R. (2022a). Impfquoten bei Erwachsenen in Deutschland – Aktuelles aus der KV-Impfsurveillance. doi:10.25646/10855.

Sachverständigenrat zur Begutachtung der Entwicklung im Gesundheitswesen und in der Pflege (SVR). (2018). Bedarfsgerechte Steuerung der Gesundheitsversorgung. Gutachten 2018. Verfügbar unter: https://www.svr-gesundheit.de/fileadmin/Gutachten/Gutachten_2018/Gutachten_2018.pdf (6.2.2024).

Sachverständigenrat zur Begutachtung der Entwicklung im Gesundheitswesen und in der Pflege (SVR). (2024). nachhaltiger Einsatz einer knappen Ressource - Gutachten 2024 Fachkräfte im Gesundheitswesen. doi:10.4126/FRL01-006400072.

Schaeffer, D., Berens, E.-M., Gille, S., Griese, L., Klinger, J., de Sombre, S. et al. (2021). *Gesundheitskompetenz der Bevölkerung in Deutschland vor und während der Corona Pandemie: Ergebnisse des HLS-GER 2.* (S. 5180909 bytes). Universität Bielefeld, Interdisziplinäres Zentrum für Gesundheitskompetenzforschung. doi:10.4119/UNIBI/2950305.

Schaller, K., Kahnert, S., Graen, L., Mons, U. & Ouédraogo, N. (2020). *Tabakatlas Deutschland 2020* (1. Auflage). Lengerich: Pabst Science Publishers.

Schlimpert, V. (2015). Laienreanimation auch unter funktionellem Aspekt von Vorteil. *CardioVasc, 15* (4), 18–18. doi:10.1007/s15027-015-0671-3

Schlingensiepen, I. (2023). Digital-Gesetz DGTelemed: Chancen des Telemonitoring endlich nutzen. *Digital-Gesetz DGTelemed: Chancen des Telemonitoring endlich nutzen.* Verfügbar unter: https://www.aerztezeitung.de/Wirtschaft/DGTelemed-Chancen-des-Telemonitoring-endlich-nutzen-441926.html (14.5.2024).

Schroeder, K., Travers, J. & Smaldone, A. (2016). Are School Nurses an Overlooked Resource in Reducing Childhood Obesity? A Systematic Review and Meta-Analysis. *Journal of School Health, 86* (5), 309–321. doi:10.1111/josh.12386.

Siebdrat, A. & Brinkmeier, M. (2020). Schlaganfall-Lots*innen. *Soziale Arbeit, 69* (7), 250–257. doi:10.5771/0490-1606-2020-7-250.

Simonson, J., Kelle, N., Kausmann, C., Karnick, N., Arriagada, C., Hagen, C. et al. (2021). *Freiwilliges Engagement in Deutschland Zentrale Ergebnisse des Fünften Deutschen Freiwilligensurveys (FWS 2019).* Berlin: Bundesministerium für Familie, Senioren, Frauen und Jugend. Verfügbar unter: https://nbn-resolving.org/urn:nbn:de:0168-ssoar-72058-4.

Sozialdemokratische Partei Deutschlands. (2021). Mehr Fortschritt wagen, Bündnis für Freiheit, Gerechtigkeit und Nachhaltigkeit, Koalitionsvertrag 2021 - 2025. Verfügbar unter: https://www.spd.de/fileadmin/Dokumente/Koalitionsvertrag/Koalitionsvertrag_2021-2025.pdf (10.4.2024).

Stadt Emden. (2023). Gesundheitsnetzwerk gegründet. Verfügbar unter: https://www.emden.de/aktuell/gesundheitsnetzwerk-gegruendet (11.06.2024).

Statistische Ämter der Länder. (2022). *Pendleratlas Deutschland.* Verfügbar unter: https://pendleratlas.statistikportal.de (10.4.2024).

Statistisches Bundesamt (Destatis). (2017). *Gesundheit.* Verfügbar unter: https://www.destatis.de/DE/Themen/Gesellschaft-Umwelt/Gesundheit/Todesursachen/Publikationen/Downloads-Todesursachen/todesursachen-2120400157004.pdf?__blob=publicationFile.

Statistisches Bundesamt (Destatis). (2023). *Pflegevorausberechnung: 1,8 Millionen mehr Pflegebedürftige bis zum Jahr 2055 zu erwarten.* Verfügbar unter: https://www.destatis.de/DE/Presse/Pressemitteilungen/2023/03/PD23_124_12.html (6.6.2024).

Stegmaier, P. (2022a). Versorgung in dünn besiedelten Regionen. *Monitor Versorgungsforschung, 15.* doi:10.24945/MVF.02.22.1866-0533.2385.

Stegmaier, P. (2022b). Impfen ist immer eine Investition in die Zukunft. *Monitor Versorgungsforschung, 15* (03/22), 46–49. doi:10.24945/MVF.03.22.1866-0533.2410.

Stegmaier, P. (2023). Wer Gesundheitsregionen will, muss neu denken. *Monitor Versorgungsforschung, 2023* (04), 12–15. doi:10.24945/MVF.04.23.1866-0533.2519.

Stiftung Gesundheit. (2024). Strukturverzeichnis Datenexport_gesundes Ostfriesland_gesamt_07-03-2024.

Sturm, E. Al. (2022). Zum Stand interprofessioneller Zusammenarbeit in der Gesundheitsversorgung. *Monitor Versorgungsforschung, 15* (04/2022). doi:10.24945/MVF.04.22.1866-0533.2428.

Thefeld, W. (2000). Verbreitung der Herz-Kreislauf-Risikofaktoren Hypercholesterinämie, übergewicht, Hypertonie und Rauchen in der Bevölkerung. *Bundesgesundheitsblatt - Gesundheitsforschung – Gesundheitsschutz, 43* (6), 415–423. doi:10.1007/s001030070047.

Thomsen, S. L., Ingwersen, K. & Weilage, I. (2022). Versorgungsgradprognosen als Baustein einer evidenzbasierten Versorgungsplanung. Zentralinstitut für die kassenärztliche Versorgung in Deutschland (Zi). doi:10.20364/VA-22.03

Thünen-Institut für Lebensverhältnisse in ländlichen Räumen. (2020). *Thünen-Landatlas.* Verfügbar unter: www.landatlas.de (16.2.2024).

umlaut telehealthcare GmbH. (2023). Über uns. *Corhelper - Die intelligente Alarmierungs-App für Herzensretter.* Verfügbar unter: https://www.corhelper.de/ueber-uns/ (12.5.2024).

Weidner, F., Gebert, A., Ehling, C. & Weber, C. (2019). Empfehlungen aus dem Modellprojekt Gemeindeschwesterplus von 2015 bis 2018 in Rheinland-Pfalz. Verfügbar unter: https://msagd.rlp.de/fileadmin/msagd/Aeltere_Menschen/AM_Dokumente/Empfehlungen-GSplus-DIP-final_Mai.pdf (28.3.2024).

Wittmund, L. (2022). Die Leitstelle informiert: KATRETTER in Ostfriesland. *Landkreis Wittmund.* Verfügbar unter: https://www.landkreis-wittmund.de/Service-Aktuelles/Aktuelles/Pressemitteilungen/Die-KRLO-informiert-KATRETTER-in-Ostfriesland.php?ModID=7&FID=3105.32177.1&object=tx%2C3105.5.1&La=1&NavID=3105.11&kat=3105.3 (12.5.2024).

World Health Organization (WHO). (1978). Declaration of Alma-Ata International Conference on Primary Health Care, Alma-Ata, USSR, 6-12 September 1978. Verfügbar unter: https://cdn.who.int/media/docs/default-source/documents/almaata-declaration-en.pdf?sfvrsn=7b3c2167_2 (27.2.2024).

World Health Organization (WHO). (2012). *National eHealth strategy toolkit* (First edition). Geneva, Switzerland: World Health Organization : ITU.

World Health Organization (WHO). (2022). Consolidated telemedicine implementation guide. Verfügbar unter: https://iris.who.int/bitstream/handle/10665/364221/9789240059184-eng.pdf?sequence=1 (14.2.2024).

Autorenverzeichnis

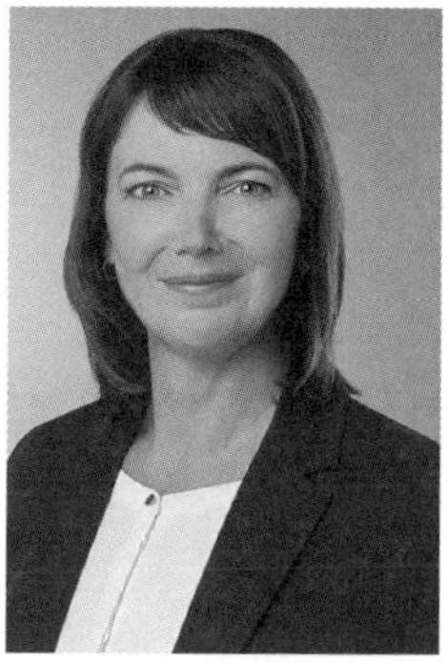

Corinna Beutel

Corinna Beutel leitet den Geschäftsbereich „Gesundheit und Versorgungsprogramme“ bei der AOK Sachsen-Anhalt. Sie ist eine erfahrene Führungskraft auf operativer sowie strategischer Ebene mit umfassender Expertise in der gesetzlichen Krankenversicherung. Zudem verfügt sie über ein breites Spektrum an Kompetenzen sowie einem Masterabschluss Management im Gesundheitswesen. Als Vorstandsmitglied der DGIV setzt sie sich leidenschaftlich für innovative sektorenübergreifende Versorgungslösungen ein.

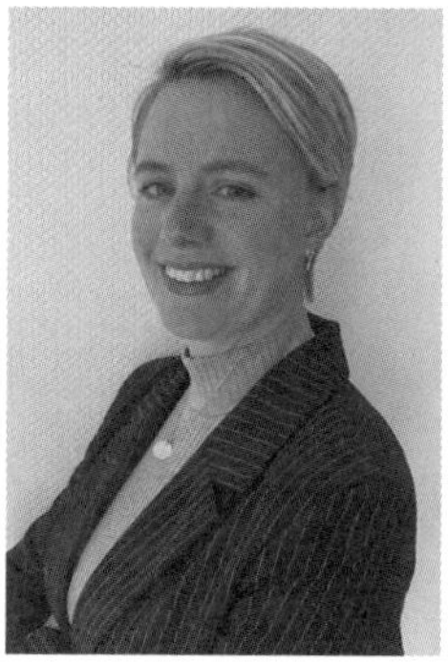

Cathrin Leuffert

Cathrin Leuffert ist stellvertretende ärztliche Leiterin im Gesundheitsamt Emden. Nach Berufserfahrungen in der Neurologie und Infektiologie ist der aktuelle Tätigkeitsschwerpunkt die Prävention in der Kinder- und Jugendgesundheit. Des Weiteren ist Sie als Ostfriesin mit der Transformation des Gesundheitswesens vor Ort befasst und als Beisitzerin im Verein Gesundes Ostfriesland e. V. beratend tätig.

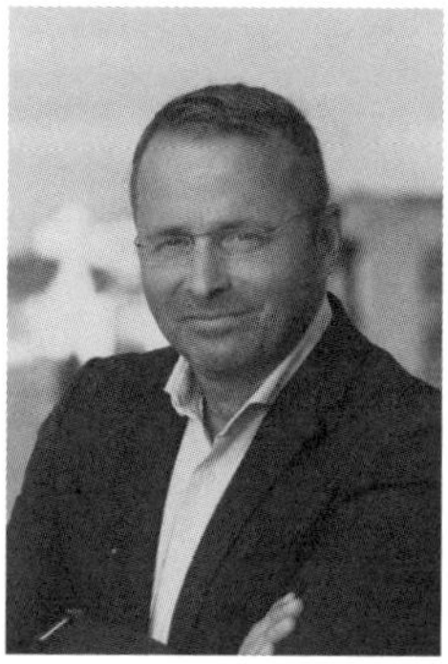

Dr. Philipp Walther

Dr. Philipp Walther ist Professor für Gesundheitsmanagement an der Hochschule Fresenius sowie Mitgründer und Vorstand des Gesundheitsnetzwerks Gesundes Ostfriesland e. V. Er ist zudem Advisor von nahmhaften Gesundheitsinstitutionen wie dem Robert Koch-Institut. In Deutschland liegt sein Schwerpunkt auf der (digitalen) Transformation von Versorgungsstrukturen in ländlichen Regionen und sowie international auf telemedizinischen Versorgungskonzepten in den Ländern Zentralasiens und im Kaukasus.